自宅ですぐ始められる最強エクササイズ

入門！「全集中」呼吸法

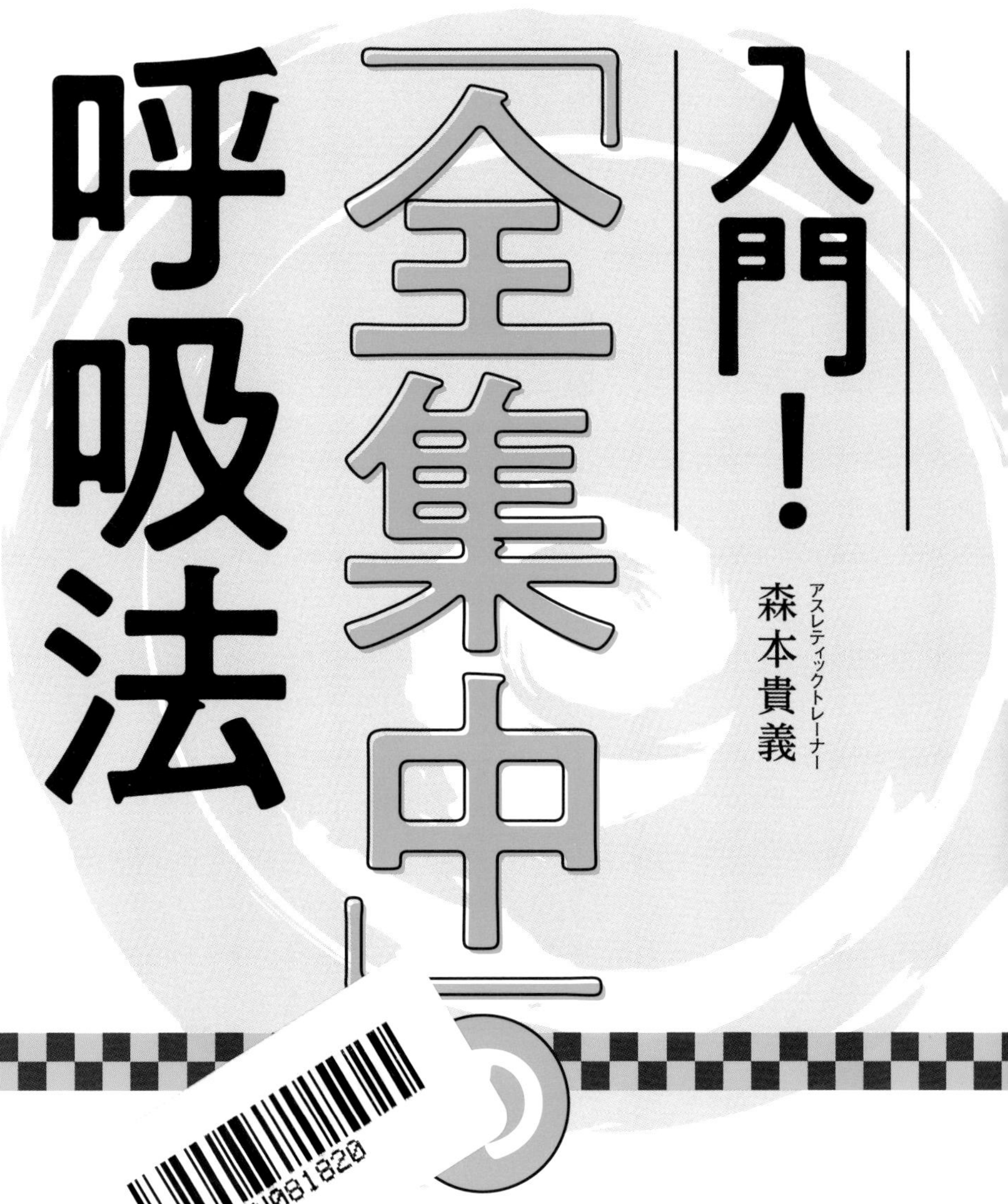

アスレティックトレーナー
森本貴義

ワニ・プラス

はじめに

「全集中の呼吸」とは、どんなものなのか？

●呼吸の重要さにみんなが気づいた

この何年か、さまざまなシーンで「呼吸」に注目が集まっています。

アスリートのパフォーマンス向上、ビジネスパーソンの集中力・効率アップ、そして日常生活での健康維持、体調管理などに「呼吸」の重要性が少しずつ知られるようになってきています。

そしてさらに2020年末には流行語大賞を受賞するほどのヒットとなった『鬼滅の刃』の影響で、小さな子どもから総理大臣までが「全集中の呼吸」で盛り上がりました。

『鬼滅』が大きな話題になるとともに、多くの人から
「全集中の呼吸ってどんな呼吸のこと？」

「炭治郎がやっていたトレーニングってほんとに効果があるの？」

「呼吸法で強くなれるんですか？」

といった質問をされるようにもなりました。

私はアスレティックトレーナーとして長年仕事をするなか、10数年前から呼吸を改善するこ

とが、アスリートのパフォーマンスや集中力のアップに非常に有効で、しかもケガの予防、疲労の回復などにも必須であることに注目して、多くの選手や若手のトレーナーたちを指導してきました。

正しい呼吸を身につけることは、トップアスリートだけではなく一般の人にも非常に重要なことですから、この数年はもっと広く多くの人に知ってもらうための努力を続けてきたのですが、これほど多くの人に「呼吸」「呼吸法」についての質問やメディアの取材を受けたのは初めてです。

思わぬ反響に私もアニメを見てみましたが、主人公の竈門炭治郎たちのさまざまなトレーニングはとても興味深く、ストーリーや美しいグラフィックもじゅうぶんに楽しませてもらいました。

●科学的にも納得できる点が多い『鬼滅の刃』

当然ながら『鬼滅の刃』はトレーニングの教科書や医学書ではありませんから、「いくらなんでもこれはムリだろ」というもののほうが多いのですが、呼吸トレーニングの専門家の私から見ても「あ、この部分は作者が呼吸法のことをよく勉強して描いているのだろうな」「これは科学的にも正しい」という部分もありました。

たとえば「呼吸法によって細胞まで酸素がゆきわたる」「長い呼吸を意識」「自然治癒力を高め、精神の安定化と活性化を目指す」といったセリフは、まさにその通りです。

しかしどんなスーパーアスリートであっても、息を吹き込んでひょうたんを割るのはもちろん不可能で、炭治郎は「貧弱な肺が強くなればできる」と訓練に励むのですが、これは半分間違いです。イメージとしては「肺活量を大きくすればよい」ということなのだと思います。確かに肺活量が大きいことは悪いことではありませんが、「とにかく肺活量を大きくすれば体が強くなる」ということはないのです。

訓練の途中で「全集中の呼吸を続けることで血の巡りと心臓の鼓動が速くなり、体温が上がって鬼のように骨も筋肉も強くなる」というセリフもあります。「全集中の呼吸」がどんなものなのかはさておき、ここも一部正解です。呼吸法によって血液による細胞への酸素供給量を上昇させ、心臓の拍動を速め、体温を上げることは可能だからです。

とはいえ、それが「強い」ことにつながるとは限らず、また骨と筋肉が強くなるかといえば、そうは言えません。

●「全集中の呼吸」とは？

そして話題の「全集中の呼吸」ですが、「24時間、朝も昼も寝ている間も全集中の呼吸」というのは、不可能です。「全集中の呼吸」がどんなものなのかはさておき、どんなに優れた呼吸法であっても、シチュエーションに関わらず、つまり寝ているときも戦っているときもまったく同じ呼吸を続けることはできませんし、またそれが「体にいい」「活動時のパフォーマンスが上がる」ということではないのです。「いつもこの呼吸法でいい」という「正解」は、実はありません。

呼吸の仕方を変えることによって人間の体、脳は変化し、集中力が増したり、リラックスしたりしますが、「24時間興奮状態」も「24時間リラックスしっぱなし」も、どちらも、けっしていいことではないからです（炭治郎たちは、とにかく鬼と戦わなくてはならないのですから、「体に悪いですよ」などと突っ込んでも仕方がないのですが）。

呼吸というのは、自分の意志でコントロールできるものですが、無意識のうちにも変化するものです。ところが悪い呼吸法が習慣になってしまうと、本来は状況に合わせて変化しなくてはならない呼吸が、常に悪いものに固定されてしまいます。つまりコントロールしようとしても、リラックスすべきときにも緊張状態を招く呼吸になってしまう、あるいは集中して力を出すべきときに注意力が弱まる呼吸になってしまう、ということです。

●最適な呼吸法を自然に選択できる体を作れ！

呼吸力が落ちることは、集中力の低下、体力の低下、体調の悪化、姿勢の悪化はもとより、免疫力の低下にもつながり、さらにうつ病などの発症にも関わることがわかっています。

悪い呼吸がクセになってしまえば、意識的にリラックスできる呼吸をしようとしても「できない体」になってしまうのです。

呼吸と自律神経、ホルモン分泌、脳の働きは非常に密接な関係にありますが、意識してコントロールできるのは呼吸だけです。しかし、その呼吸がコントロールできないのは呼吸に関係する筋肉などが衰えている、うまく動かせない状態になってしまっているためで、その理由は日常の呼吸の悪いクセや、姿勢、さらにはストレス、食生活などさまざまです。

特にコロナウイルスの感染拡大によるマスク生活で、口呼吸になってしまう人が非常に増えています。さらに外出自粛による運動不足、そしてリモートワークでのパソコン作業が増えたことから常に背中が曲がりがち、さらに肥満による睡眠時無呼吸症候群も増えています。

大切なのは、状況に応じて最適な呼吸を自在に選択できる「体」を作ることです。

それが、私が考える「全集中呼吸法」と言っていいのではないかと考えています。

『鬼滅』の「全集中の呼吸」は、交感神経を非常に高い状態に保ち続け、常に心身ともに闘争・興奮状態に置くことを目指しているようですが、いわばアスリートの世界でよくいわれる「ゾーン」をイメージし、それを作者は「全集中」と呼んだのではないかな、と思います。

確かに呼吸法によって一時的に心身を興奮状態にすることは可能です。しかし、「ゾーン」とは、単なる興奮状態ではありません。ゾーンに入った状態のアスリートは、集中力は非常に高いけれど、呼吸数は少なく、心拍も遅い状態で競技に入り、競技中は状況に応じて適切に心拍数や呼吸量が増えたり、戻ったりということをしているのです。これは意識的にもできますが、ほとんど無意識に選択することも可能になります。

そのためには、やはり日常的なトレーニング、それによる習慣づけが非常に大切です。

●「横隔膜を動かす基本の呼吸」こそが全集中の呼吸の神髄

私は「全集中の呼吸」とは、すべての呼吸法の基本になるもの、と言い換えていいと考えています。ただそれれば、常に興奮状態を保つものではないのはもちろん、「常に何秒吸って何秒吐けばいい」「常に深呼吸」といったものでもありません。

もっとも大切なことは「横隔膜」をきちんと動かし、「胸郭」（肋骨全体）を動かせることです。これができないと、どんな呼吸法を試しても効果は出てきません。

横隔膜と胸郭を正しく使うには、呼吸にともなう筋肉の強化、正しい姿勢、正しい日常習慣が大切になります。

姿勢や筋肉の動かし方と呼吸法は常に相関関係にあり、姿勢が悪ければ呼吸が悪くなる、呼吸が悪ければ姿勢が悪くなる、という悪循環も招きます。逆に、姿勢がよければ呼吸はよくなり、意識的に正しい呼吸を続ければ姿勢もよくなっていきます。

この本では、両面からのトレーニングを紹介していくつもりです。

私がこれまで書いた『勝者の呼吸法』（大貫崇と共著／ワニブックス【PLUS】新書）、『新しい呼吸の教科書』（近藤拓人と共著／ワニ・プラス）は、どちらかといえば、もともと「呼吸」に興味を持っている人向けのものでしたが、今回は『鬼滅の刃』をきっかけに初めて呼吸に興味を持った人にも、さらにわかりやすい本になるよう心がけました。

呼吸法のトレーニングはさまざまですが、実は炭治郎がやったものほどではないにせよ、かなりハードなものもあります。たとえば長距離選手が行うような低酸素状態での高地トレーニングなどは、あえて強い負荷をかけ、体内の二酸化炭素に対する耐性を高め心肺機能を強化するものですが、これは非常にきついものです。こうしたトレーニングは一般の人がいきなり行うと「高山病」の状態になりますので、絶対に真似をしてはいけません。

また一見きつそうには見えなくても、やってみるとなかなかできないというものもあるでしょう。

57ページの風船を膨らませるエクササイズは、炭治郎がひょうたんを使って行ったものほどではありませんが、かなりハードです。頭がくらくらするようなことがあれば、けっしてムリをせず、楽にできるものから始めることが大切です。

そして、こうしたエクササイズよりもさらに大事なのは、一見トレーニングには思えないような「日常の習慣」です。たとえば口呼吸をやめて鼻呼吸を意識する、正しい姿勢を意識する、食生活や運動習慣を身につけるといった、ごく地道な心がけです。

呼吸法の改善だけで、日常は今よりずっと快適になります。スポーツのパフォーマンスは上がり、仕事の効率も上がります。また、日常生活のイライラや不眠、疲れの蓄積、肩、腰、背中の慢性的な痛みなども確実に軽減され、楽々と動ける体を手にすることにつながります。

「努力は日々の積み重ねだ。少しずつでいい、前へ進め!」

炭治郎のこの言葉を忘れず、自らの呼吸に意識を向ける日々を送ってください。

森本貴義

目次

3章 実践！ 全集中呼吸トレーニング

4章 上手に呼吸するために身体構造とバランスを意識しよう

5章 呼吸で「脳力」は最大限にまで高まる

6章 呼吸法を使い分けて人生を快適コントロール！

1章

自分の呼吸状態をチェックしよう

心も体も常に緊張状態にある現代人の多くは、
ふだんの呼吸がとても浅く、速くなっています。
それがさまざまな不調の原因になっている可能性があります。

◆4つのチェックで呼吸を観察しよう

呼吸法を学ぶ前に、まず自分自身の現在の呼吸状態をチェックしてみましょう。

人間ドックなどで定期的に検査をして疾患を早期発見することも大切ですが、肺機能の数値に「日常的にどんな呼吸法になっているか」「どんな姿勢で呼吸をしているか」は表れません。まずここで紹介する4つのチェックをしてみてください。

まず、左ページは日常的な呼吸チェックです。ひとつでも思い当たることがあれば呼吸機能が低下している可能性あり！　肺機能検査で「異常がない」とされた場合でも、次の項目に覚えがある場合には、呼吸機能がじゅうぶんではないと考えられます。

①日常的な呼吸のCHECK

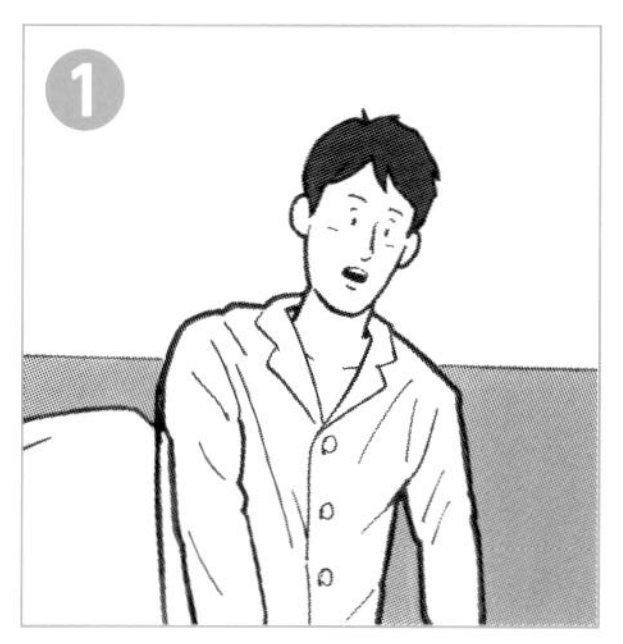

口呼吸をしがちで気づくと口が少し開いていることが多い。または口の中が乾きやすく、特に朝起きると口中がカラカラまたはネバネバになっている

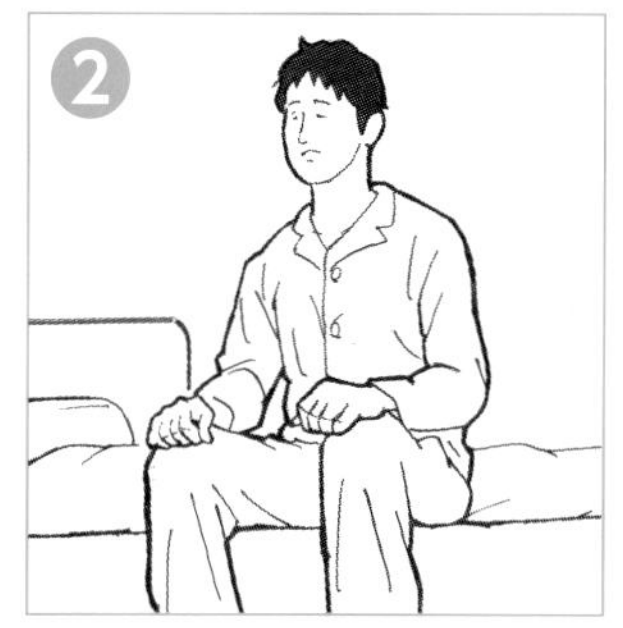

疲れがたまりやすく、じゅうぶん寝てもすっきりした感じがない

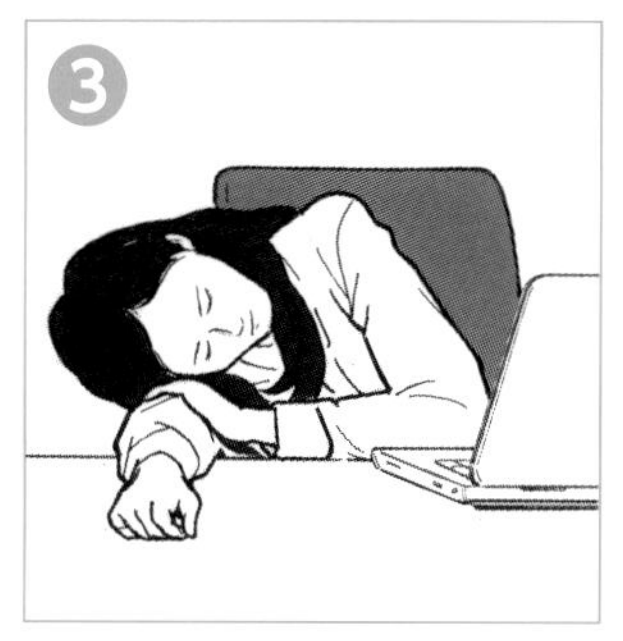

よく眠れず、日中眠くなってしまったり、集中力が続かないことが多い

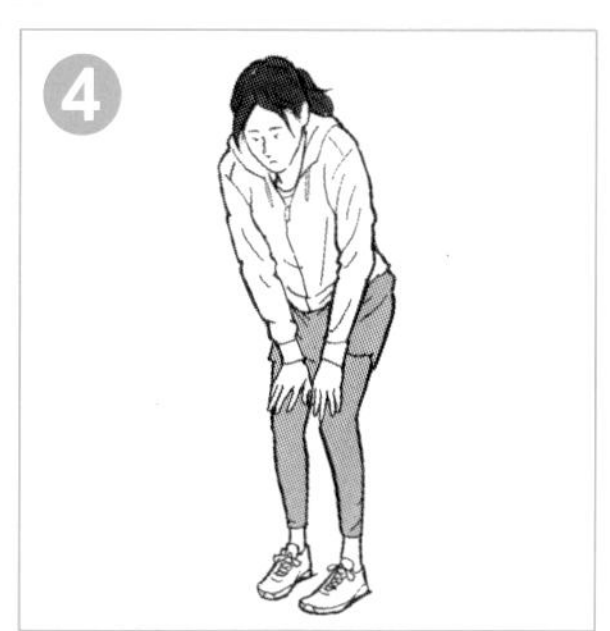

少し動いただけで呼吸が苦しくなりがちで、すぐに乱れる

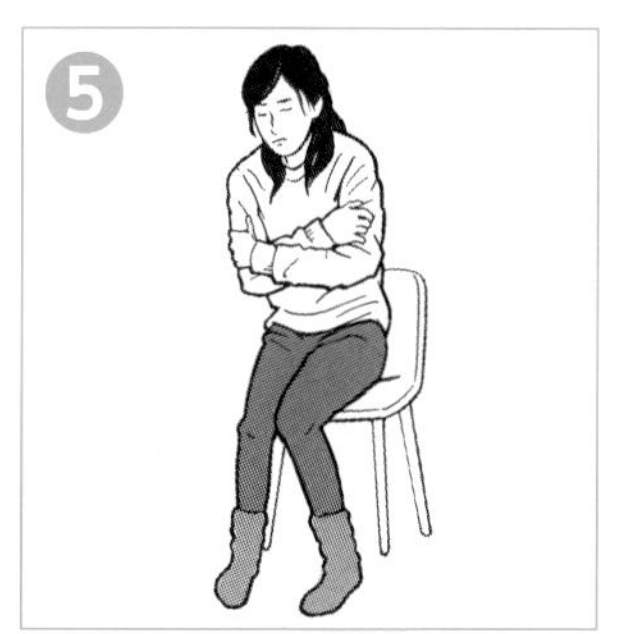

手足が常に冷たいことが多い

②呼吸量のCHECK

20秒以下の場合は呼吸に問題あり

つづいて「呼吸量」をチェックします。「呼吸量は多いほうがいい」「呼吸量が多いと酸素がたくさん入ってくる」と考えるのは大きな間違いです。「呼吸量が多い」とは「ゼエゼエハアハア」という状態のことで、酸素がじゅうぶん取り込めていないために起こります。

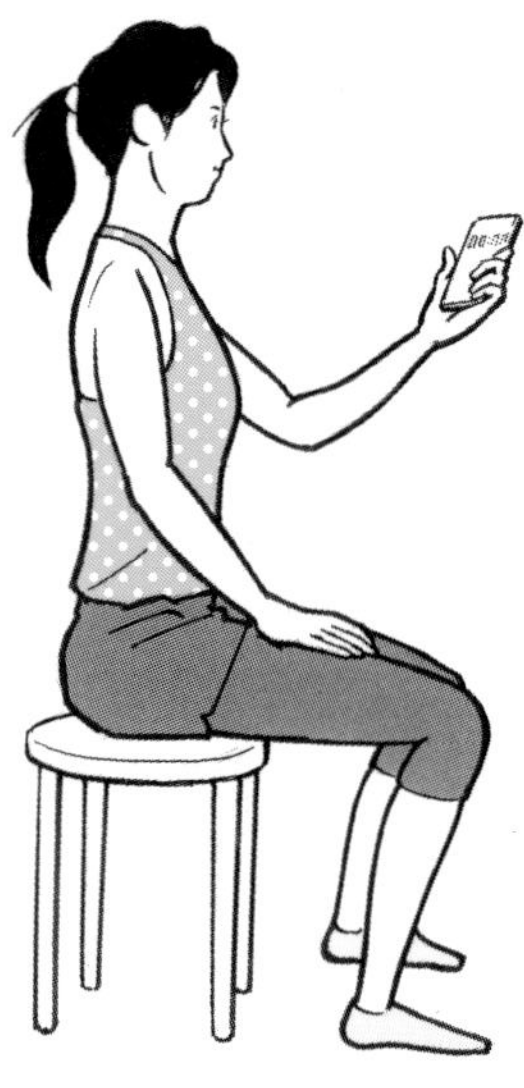

1 椅子に腰を下ろし、いつもの通りに呼吸を続けます

＊運動した後などは避け、安静状態で行ってください

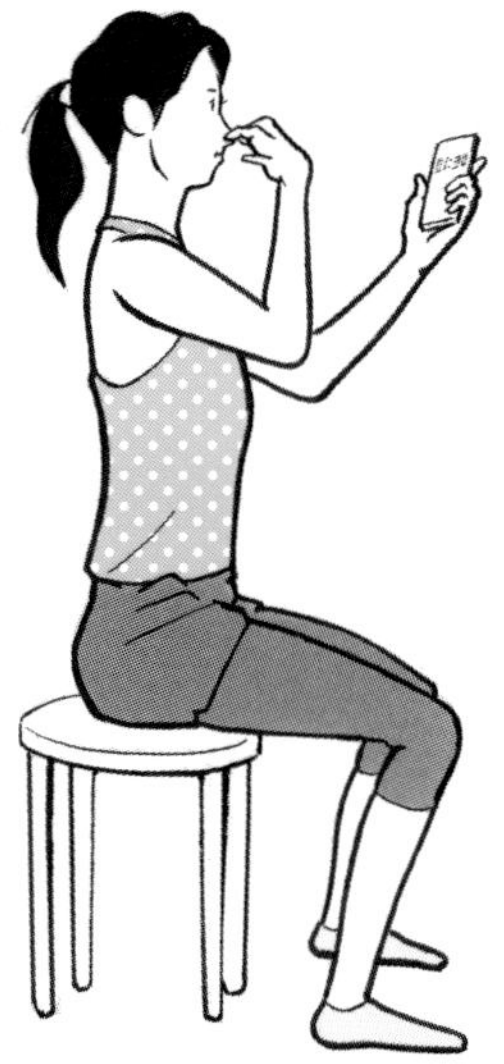

2 自然に息を吐いたところで鼻をつまみ、「息を吸いたい」と感じるまでの時間を測ります

＊思いきり吐いてから止めるのではなく、いつも通り自然に吐いたところで鼻をつまんでください

＊苦しいのをガマンして息を止め続けてはいけません。自然に「吸いたい」と思うところまでの時間を測ってください

判定

○10秒未満

呼吸量が非常に多く、酸素供給が適切にできていない可能性が高いと考えられます

○10〜20秒未満

呼吸量が多く、軽い運動や精神的なストレスで息切れや疲労が見られる可能性が高いと考えられます

○20〜40秒未満

呼吸量は問題ありませんが、理想的とはいえません

○40秒以上

理想的呼吸量です。脳と体にじゅうぶんな酸素供給ができているため、運動後も息切れが少なく、精神的ストレスで呼吸が乱れることも少ないはずです

③息止めの限界をCHECK

60秒以上止められればベスト！

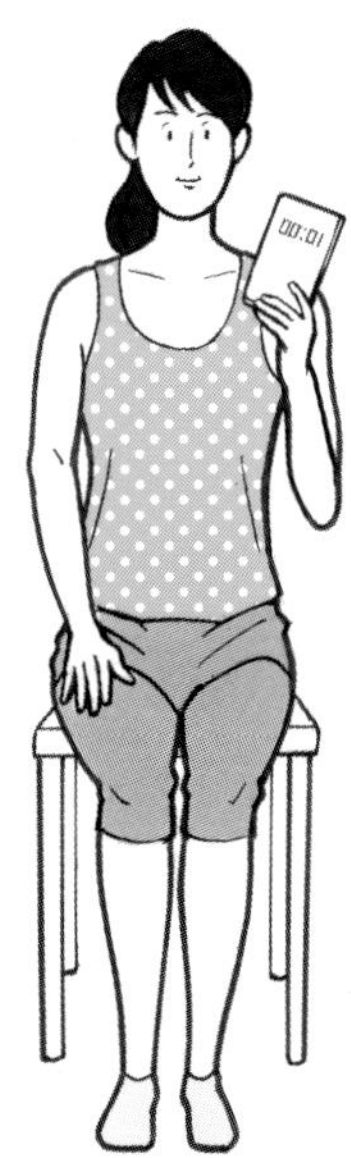

1 椅子に腰を下ろし、いつもの通りに呼吸を続けます

＊運動した後などは避け、安静状態で行ってください
＊体調が悪い場合、特に脳血管疾患や心疾患などの持病がある場合には絶対にムリをしないでください

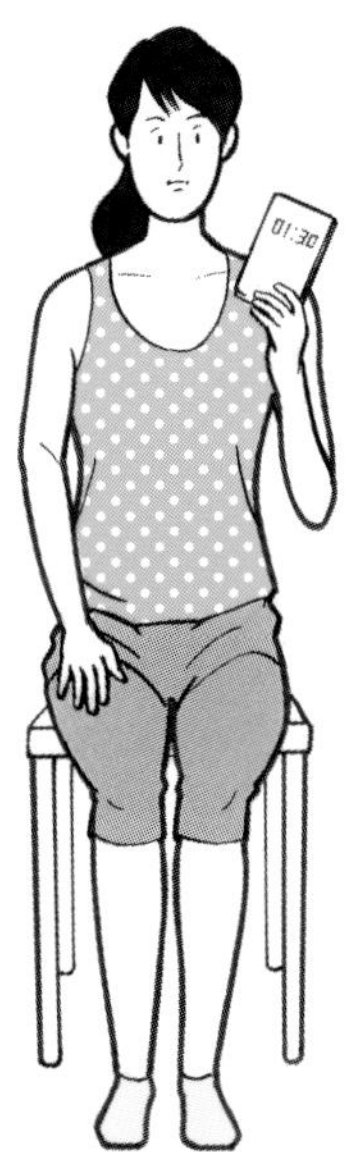

2 できる限り息を吸い込んで止め、ガマンできなくなって吐くまでの時間を測ります

＊鼻はつまんでもつままなくてもかまいません

判定

○35秒未満
呼吸機能が低下しています

○35〜60秒未満
呼吸機能は正常範囲内ですが理想的とはいえません

○60秒以上
呼吸機能は理想的なスコアです

④安静時の呼吸状態をCHECK

吸ったときに胴体の周りが全方位に膨らむのが理想的

「腹式呼吸でお腹が膨らめばいい」と思っている人が多いのですが、これも間違い。正しい呼吸とは、息を吸ったときにお腹が前に突き出る状態ではなく、胴体全体が360度膨らむ状態です。横隔膜、胸郭が正しく動いていればお腹周りは全方位に膨らみます。

1. 仰向けに寝て、両膝を軽く曲げ、両足裏は床につけておきます
2. お腹の両側に、軽く手を当てます
3. ゆっくりと息を吸ってお腹の周囲全体がどう動いているかを観察してください

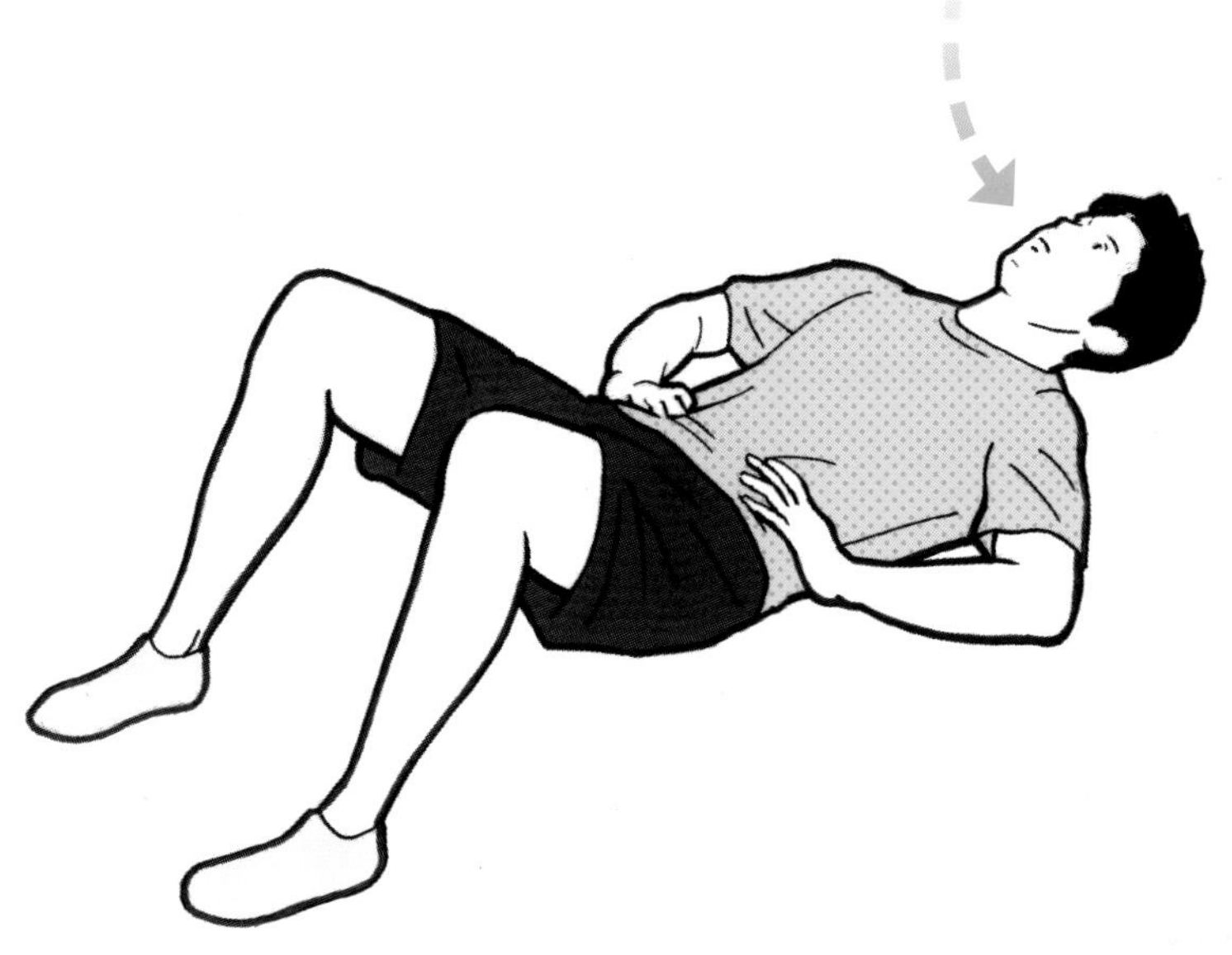

判定

◯吸ったときお腹が前方（天井の方向）にだけはっきりと膨らむ

腹筋の働きが弱くなっていて、息を吸ったときにかかる圧力が体の前方向に逃げてしまっている状態です。体幹も不安定になっているはずです

◯吸ったときお腹が凹む

横隔膜、胸郭が正しく動いていないため、首や肩を使って緊張した呼吸をしています。肩こりや首の痛みも出やすい状態です

◯吸ったときお腹が横向きにはっきりと膨らむ

横隔膜、胸郭が正しく動き、胴体の前後左右にしっかりと空気を取り込めている状態です

2章

全集中の呼吸は横隔膜から!

ふだん意識していない横隔膜が正しい呼吸の要です。
思い切り胸をそらして深呼吸をするよりも
静かで深い呼吸を続けられるようになることが
全集中の呼吸の基本なのです。

吸ったときの胸郭と横隔膜

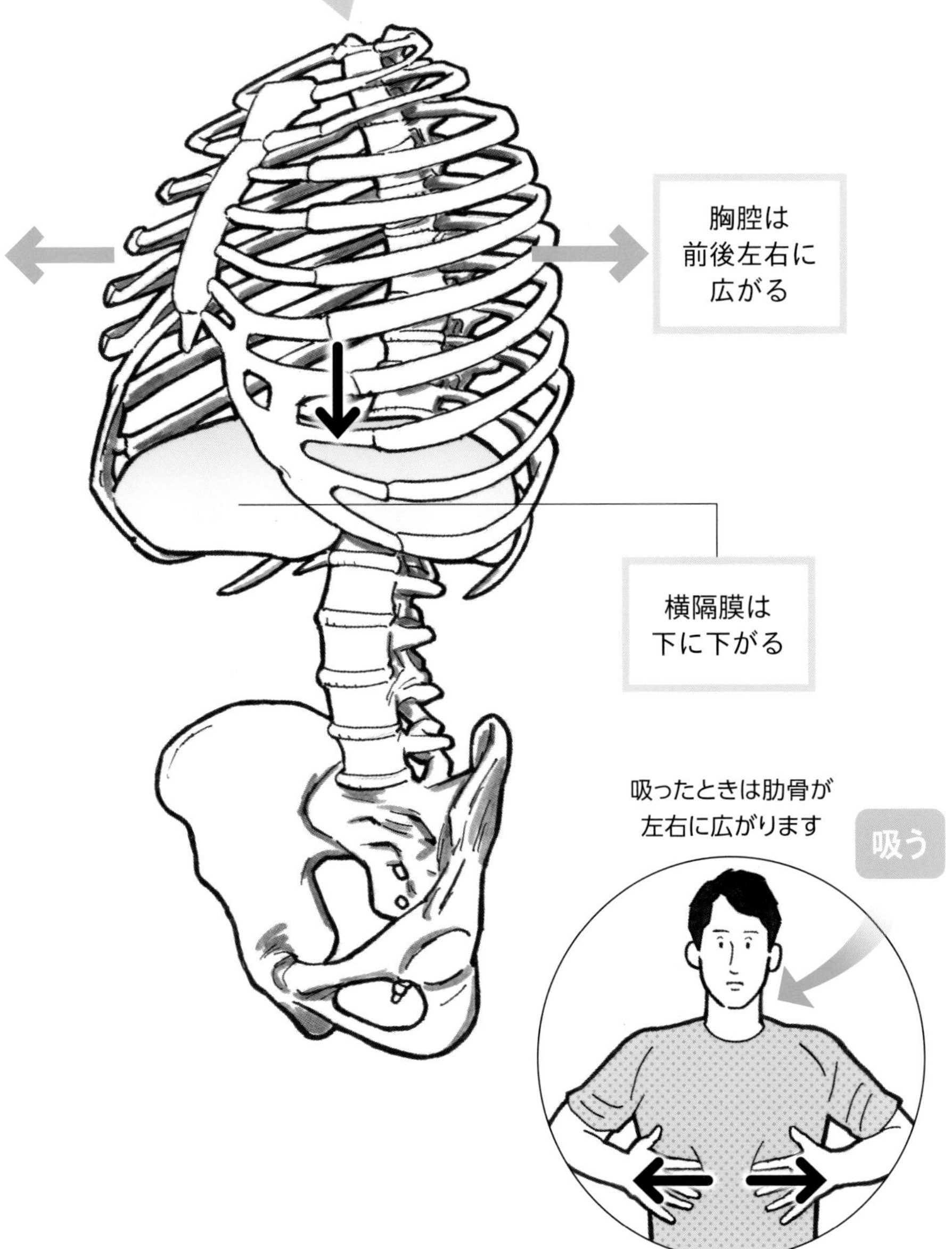

吐いたときの胸郭と横隔膜

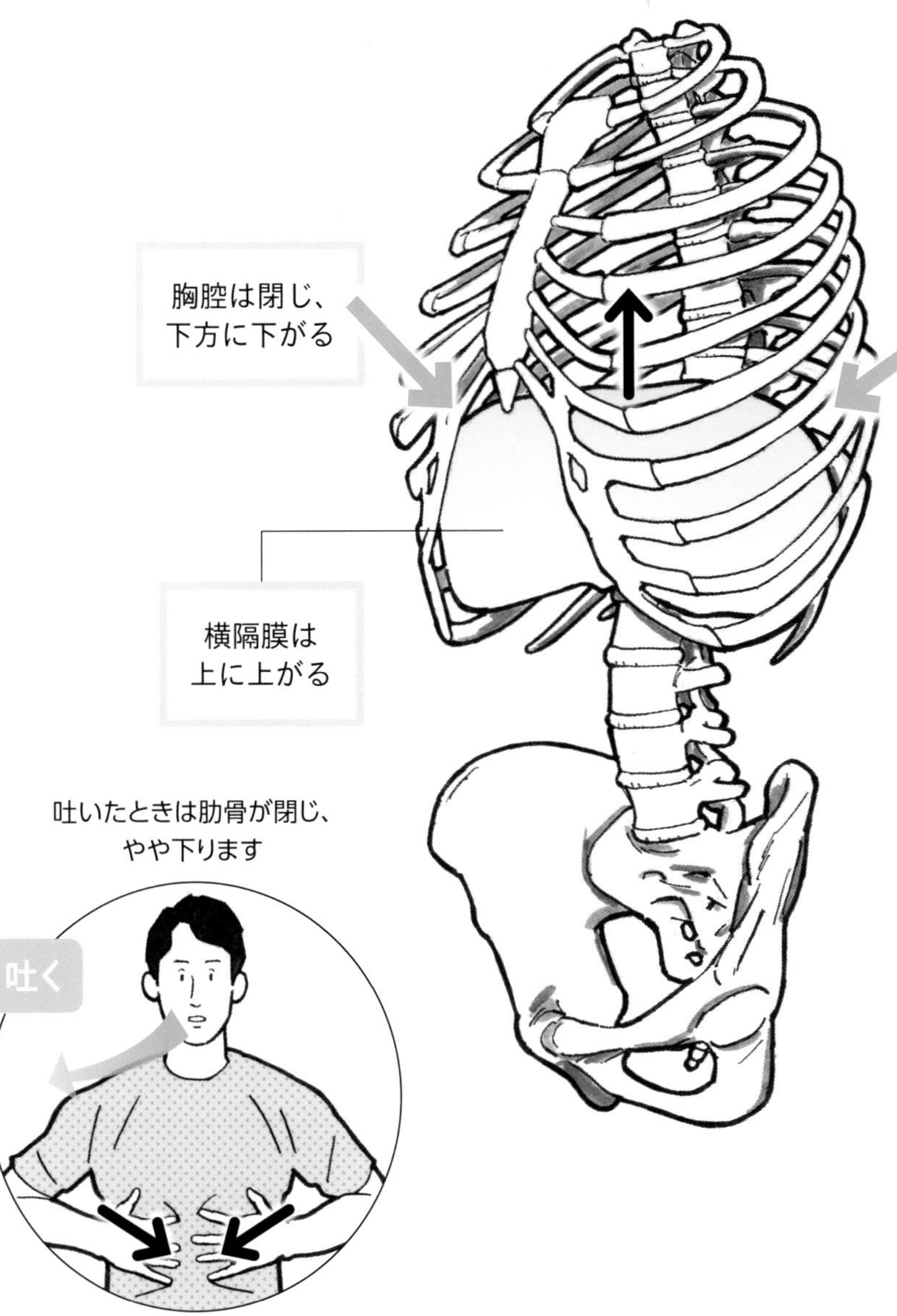

●もともと呼吸の大切さを知っていた日本人

呼吸チェックはできましたか？

日常的にかなり強度の高いスポーツ、筋トレなどをしているのに理想的な呼吸になってはいないという人も多かったのではないでしょうか。

ふだんの呼吸状態をチェックし、呼吸に意識を向けることが最初の一歩です。

日本人はもともと「呼吸」を大切にする文化を持っています。武道などでは「間合い」「気」を重んじますが、**「吐くは実の息、吸うは虚の息」**といった言葉もあります。これは**息を吐いているときのほうが集中力が高まっており、吸うときに「隙（すき）」ができる**といったことを意味しています。

また、日本には日常的に「気が合う」「息を合わせる」「ひと息入れる」など、数えきれないほど「呼吸」に関する慣用句があります。

これは日本人には限らないかもしれませんが、何か重いものをみんなで動かそうとするときには、「せーーの」と掛け声をかけて、全員が一瞬息を吸い込み、同時に吐きながら力を込めます。これはまさに**「息（呼吸）を合わせている」**

という状態です。

「そのほうが力が入る」ということを、多くの人が経験的に知っていますが、実際に近年の科学的な研究で、息を吐くときのほうが吸うときよりも集中力が高まり、結果的に強い力が発揮できることがわかっています。

「この人とは気が合う」という言い方をよくしますが、実際に仲のいい夫婦や恋人、親友がいっしょにいる様子を観察すると呼吸のスピードや深さ、タイミングがほぼ合っていることも知られています。

古来、座禅、瞑想では呼吸が大切とされ、さまざまなシーンで「丹田（たんでん）（おへその少し下）に力を入れなさい」ともよく言われます。もちろんおへその下の筋肉を鍛えろという意味ではなく、今の言葉でいうなら「体幹を意識する」に近いと思いますが、むしろ「腹を据えてかかる」「肝を据えろ」といった言葉に通じるものです。要するに、雑念のない集中力を高めた状態で冷静にことに当たれ、という慣用句ですが、この「丹田を意識する」ために重要なのが呼吸です。ゼエゼエハアハアと肩が動くような浅く短く速い呼吸は、交感神経を優位に導き、過度の緊張を呼んで集中力を削ぎます。無心になって集中する、という状態とはほど遠いものになってしまうからです。

●理想的だったイチロー選手の呼吸

日常的に激しいスポーツをしているからといって、呼吸が上手とは限りません。

私はオリックスブルーウェイブ（現・オリックス・バッファローズ）、さらにメジャーリーグのシアトル・マリナーズでアスレティックトレーナーとして働いてきましたが、強靭な肉体を持つメジャーリーガーであっても、肩や首周り、背筋に強い力がかかる緊張状態が「常態化」していて、じゅうぶんに酸素を体内に取り込めず、状況に応じて最適な呼吸を選択できない人はたくさんいました。プレッシャーがかかるシチュエーションで、精神的な緊張からフォームがバラバラになり力を出せないケースもしばしば見てきました。

筋トレに熱心で首、肩、背中などの筋肉が隆々とはしていても、ガチガチに固まり、呼吸に必要な筋肉がまったく動かず、肩を上下させてやっと呼吸しているような人もよく見かけます。

しかし、**超一流といわれる選手に共通していたのは、「日常の呼吸が非常に深く、ゆったりしている」**ということでした。その筆頭がイチロー選手です。

こうした呼吸ができている選手は、感情や思考のコントロールが上手で、ストレスへの対処も巧みです。強いプレッシャーがかかり緊張を強いられる場面でも、最大のパフォーマンスを発揮できる人が多かったのです。

とはいえ、これはそれまでの「経験」で知っていたにすぎません。

実際、人間は　落ち着こうとするときはお腹の底から「ふ――――っ」と大きく息を吐き、「よし！　行くぞ！」というときは、肩をそびやかすようにして強く息を吸ったりします。「緊張したら深呼吸！」ともよくいわれます。実際に「確かに効果はあるように感じる」ものの、科学的にどんな根拠があるのか、は長年わかっていませんでした。

そのため、呼吸法というのはどことなく「限られた人による秘伝」とか「宗教がかったもの」とも捉えられがちでした。

●呼吸を変えるだけで向上したアスリートの成績

私が「呼吸」の重要性に明確に気づいたのは2009年頃、マリナーズのスプリングキャンプで、ニューヨーク・メッツから前年移籍してきたジェイソン・バルガス選手と出会ったときです。彼はトレーニングルームで仰向けになり、壁に両足をかけたまま両膝の間に直径15センチくらいのボールをはさみ、片足だけを壁から少し離すと、そのまま「フー、ハー、フー、ハー」と腹式呼吸を続けていたのです。

こんなトレーニングは見たことがなかったので彼に聞いてみると、PRIエクササイズというものだと教えてくれました。「見た目よりずっとハードだよ」というので試してみましたが、実際私は姿勢がキープできず、太ももの裏がつりそうになったものです。

しかし、この呼吸法を取り入れたトレーニングを始めてから、バルガス選手は腰痛も改善し、成績は劇的

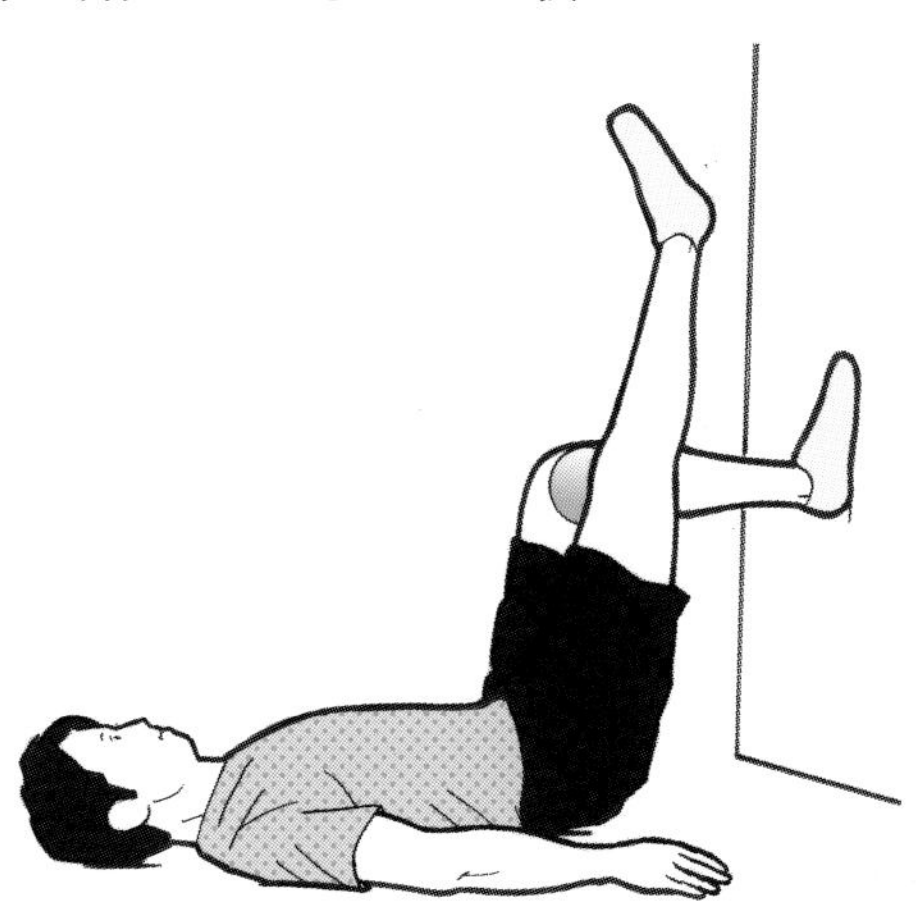

にアップ、おまけに趣味のゴルフのスコアまで上がったそうです。

それ以来、私はトレーニングの基本に「呼吸」を置くことを目指し、さまざまな勉強を重ねました。そして少しずつ呼吸が運動に与える影響とその理由、また解剖学的な横隔膜の機能などを学び、単に経験で知っていたことの裏付けを科学的に理解しました。「なぜだかわからないけれど、ゆったり呼吸すると成績が上がる」というだけではなく、それがなぜなのか、ゆったり呼吸するためにはどういうトレーニグが必要なのか、呼吸と精神状態はなぜ密接に関わるのか、ということがわかってきたのです。

こうした研究は今もさらに続けられていて、日々新たな科学的知見が発表されています。

私はプロゴルファー宮里優作選手のパーソナルトレーナーも務めていますが、呼吸法のエクササイズを取り入れてから成績は大きく伸び、2017年には賞金王を獲得しました。**呼吸は精神状態と非常に深い関わりがあり、そしてゴルフは特にメンタルに左右されることの多いスポーツです。**呼吸のエクササイズは、宮里選手の活躍を支えた大きな要因のひとつになったと感じています。

『鬼滅の刃』で「呼吸」がこれほど注目されたのは、作品がエンターテインメントとして優れていたことに加え、もともと日本人が呼吸の大切さを知る文化をその下地として持っていたことも大きかったのでしょう。

考えてみれば『ドラゴンボール』の「かめはめ波」も、体内の潜在的なパワーを、火のような呼吸とともに敵に放出する技です。

日本人が経験的、文化的、本能的に知っていた、呼吸の重要性のミステリアスな「謎部分」を、欧米の専門家たちは科学的に研究し根拠を解き明かしていった、ということなのかもしれません。

●間違った呼吸で、姿勢も体調もどんどん悪くなる

正しい呼吸を身につけるために、**まず最初に知っておいてほしいのは「横隔膜」についてです。**遠回りに思うかもしれませんが、これが何より大切なので、ぜひ読んでください。

横隔膜というのは、「膜」と名がついていますがれっきとした筋肉で、呼吸をする際に非常に重要なものです。

人間は1日に約2万3000回もの呼吸を行いますが、そのほとんどは「安静時呼吸」で、このとき使われている筋肉は、まず横隔膜です。さらに胸郭を動かす肋間筋、そして腹筋、骨盤底筋なども同時に機能していますが、横隔膜が最重要と考えてください。

運動をするときなどの努力呼吸時には、首、肩、鎖骨周辺の筋肉はもとより、背筋も呼吸に使われますが、まず日常の安静時呼吸をしっかり行えるようにすることが大事です。

実は**現代人の多くが、呼吸時にほとんど横隔膜を使えていないと言っていい状態です。**

これは、何気なく歩いている姿勢、座っている姿勢を見るとだいたいわかるのですが、女性に多いケースだと肩や首を小さく上下させながら呼吸をしている場合、男性の場合だと首をややすくめて前に突き出した姿勢が多く見られます。

呼吸と姿勢は相関関係にあり、姿勢が悪ければ呼吸が乱れ、呼吸が乱れれば姿勢も悪くなります。単にどこかの筋力が弱いからとか、骨盤や背骨が歪んでいるから姿勢が悪い、ということはほとんどありません。ストレッチで一時的に直せても呼吸が同じなら、悪い姿勢はすぐに戻ってしまいます。姿勢は「脳」と密接に関わり、脳が緊張すれば呼吸にも姿勢にも影響が出るのです。

ストレスの多い現代社会で、多くの人が脳機能の低下、運動不足による身体各所の硬化、プレッシャーによる筋肉の緊張を強いられ、それが「正常」と思い込んでいます。

密接に連関する、呼吸、姿勢、脳――まずどれを改善すればいいのか、といえば、それはまず「呼吸」です。世の中のストレスをすべて取り去ることはできませんし、ストレッチで姿勢だけ一時的に直してもほとんど意味はないのですが、呼吸の改善はすべてのサイクルをよい方向に導いてくれます。

1日2万回以上の呼吸を、少しずつでも改善していければ、姿勢はもとよりストレスに対する耐性も強くなっていきます。

呼吸の改善のためにもっとも重要なのが「横隔膜」なのです。

●横隔膜がきちんと動けば心も脳も体も整っていく

横隔膜のトレーニングは「横隔膜を大きくする」ことではなく、「きちんと上下に動くようにする」ということが目的です。

横隔膜がほとんど動いていない人でも窒息しないで生きていられるのは、一応は空気が肺に入ってきているからですが、横隔膜の代わりに本来呼吸にはほとんど使わなくてもいい筋肉が過剰に使われています。たとえば、首、肩、背中、時には腰周辺の筋肉です。それでも足りないと呼吸がしやすいように体を傾けたり、反り返ったりするようになります。一生懸命あちこちの筋肉を動員して、浅く速い呼吸を繰り返してなんとか酸素を体内に取り込もうとしている状態です。

これが姿勢の悪さの原因でもあり、肩や首のこり、背中痛、腰痛などを引き起こします。呼吸を補うための悪い姿勢が続くと、歩き方や走り方にも当然影響が出てきて、そのまま運動を続ければ股関節、膝、足首などの負担はどんどん大きくなっていきます。

そして一番深刻なのは、吸った酸素をじゅうぶんに細胞まで届けることができないことです。

当然アスリートならパフォーマンスが落ちるだけではなく、ケガをしやすくなったり、回復しにくくなり、それは選手生命にも影響が出ます。

横隔膜が動かない**浅く速い呼吸が習慣になると、それが体に与えるダメージは計り知れず、脳にも大きなダメージが蓄積します。**これについては後述しますが、疲労、不調を超えて重大な疾病の原因につながり、気分が落ち込むだけではなくうつ病の発症をも招く可能性があります。

「横隔膜」を正しく機能させ、楽に正しい呼吸ができるようになるためのトレーニングの重要性を知ってください。

●深く静かな呼吸で「呼吸量」を減らそう

ほとんど無意識に行っている安静時の呼吸でも、横隔膜がほかの筋肉と同じようにほどよい柔軟性を持ち、呼吸とともに収縮と緊張を繰り返していれば、肩や首、背中などの筋肉を動員しなくても非常に楽で、ゆったりと深い呼吸ができるようになります。これが「呼吸量を減らす」ということなのです。

もちろん、激しい運動時の努力呼吸では、浅く速い呼吸をすることもありますが、それも柔軟に動く横隔膜があってこそできることです。

もっともよくないのは、前述の通り「常に（安静時も）緊張した状態でムリに呼吸している」状態で、その主原因は横隔膜が柔軟に、かつ適切に動いていないことです。

だからこそ、最初にすべきことは横隔膜をきちんと動かすことなのです。

横隔膜は24ページのイラストを見ていただくとわかる通り、肋骨の下に、クラゲの傘のような状態で存在しています。

息を吸うとき、横隔膜は下に下がります。

息を吐くとき、横隔膜は上に上がります。

（正確には横隔膜が上に上がる、というよりは横隔膜が緩み、縦に伸びると言ったほうが正確です）

ここをしっかり理解して、意識できるようにしてください。

つい、「思い切り息を吸って――――!」と言われると、あごを上げ、胸を反らせて肩を上げるようにしがちです。なんとなく胸全体を上に持ち上げようとするため、肋骨の下の横隔膜もいっしょに上に上がっているように感じるかもしれませんが、これは逆です。実際には、横隔膜は肺に息が入ってくるとき、下に下がり肺を減圧することで空気を取り込むのです。

たとえば、水鉄砲に水を入れるときのことを思い出してください。水の中に水鉄砲の先を入れて、ポンプを手前に引くと内部に水が入ってきますが、仕組みはこれと同じです。ポンプ(横隔膜)を手前に引く(下に下ろす)ことで、水鉄砲の中(肺)の圧力が外部より下がり、水(空気)が入ってくるのです。

もっと単純に言えば、横隔膜を下に下げて空間を広くしなければ空気が入ってこない、というイメージです。

息を吐いて内部の空気を押し出すのは、水鉄砲のポンプを押して(横隔膜が上に上がって)水を飛ばすのと同じです。

そして横隔膜の下には胃・肝臓・膵臓・大腸・小腸・子宮などの内臓があり、

下部を骨盤底筋群が支えています。人間の内臓は筋肉や腱で固定されているわけではなく、腹腔の中をかなり自由に動くようにできているため、横隔膜が下がれば内臓も下がり、横隔膜が上がれば内臓も上がります。つまり重心も呼吸にともなって上下するのです。

息を吸って横隔膜が下がれば、内臓とともに重心が下がります。
息を吐いて横隔膜が上がれば、内臓とともに重心が上がります。

だからこそ、呼吸の使い分けで重心を移動させ、スポーツや日常のさまざまなシーンで有利な状況が作れるということになります。

呼吸と体の安定性

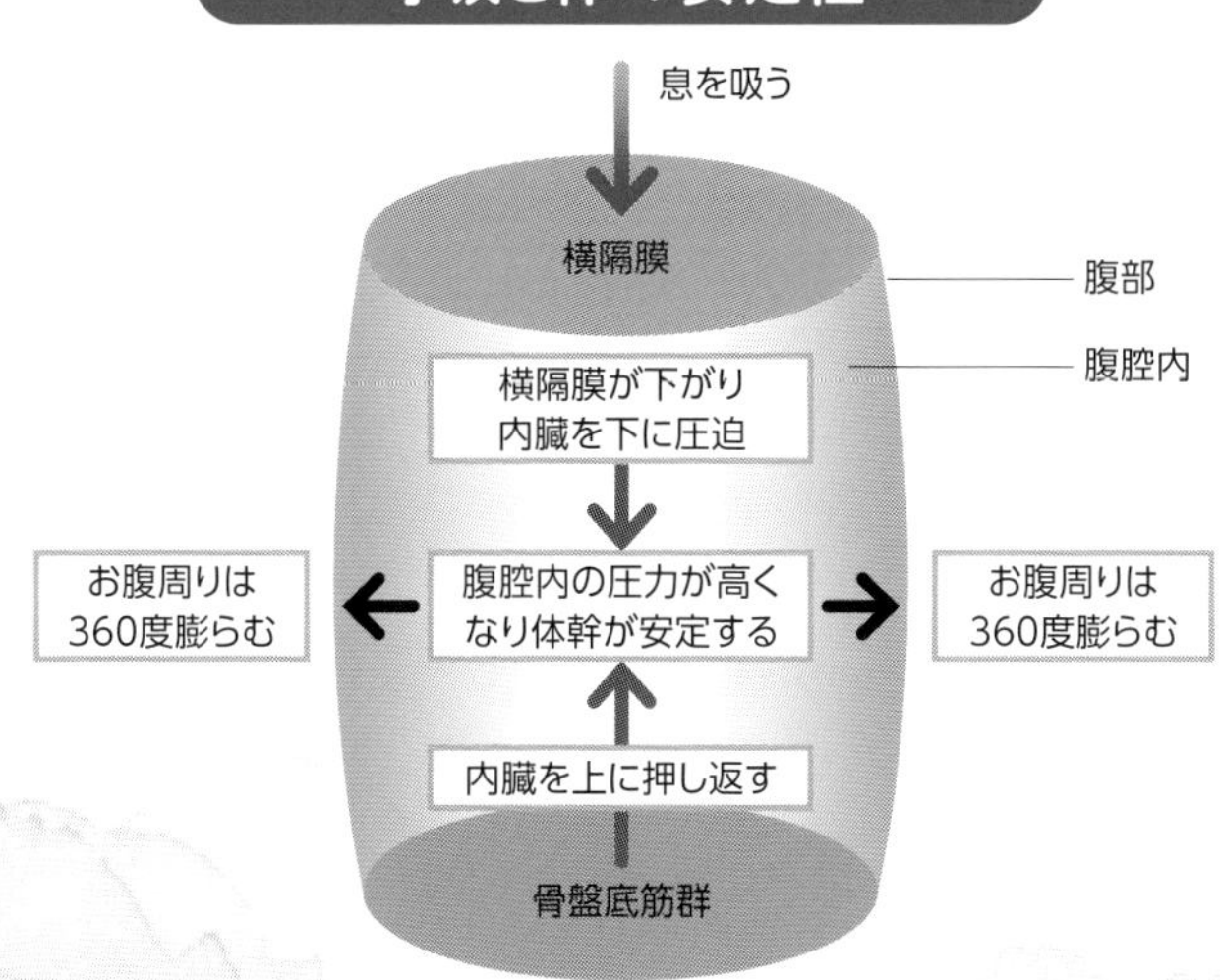

重心が低いほうが有利なのは、ラグビー、レスリングなどのコンタクトスポーツ。日常的には揺れる車内で立っているためにも重心は低いほうが安定します。

つまり「吸う」ほうに重きを置いた呼吸法のほうが、こうしたシーンでは適切ということです。

呼吸を適切にコントロールをするためにも、横隔膜をじゅうぶんに機能させ、まず安静時にゆったりした深い呼吸ができるよう習慣づけることが大切になります。

「ふだんの呼吸がゆっくりで深い」
「1分あたりの呼吸回数が少ない」
「楽に息を長く止めていられる」

こうした人は例外なく安静時の呼吸時に、横隔膜、胸郭がしっかり動いていて、吸い込んだ息に含まれる酸素を細胞に届ける効率がよいと考えられます。

●あなたの横隔膜、動いていますか？

では、横隔膜をどうやって鍛えればいいのでしょう？

横隔膜トレーニングでちょっと難しいのは、「横隔膜」という筋肉がほかの筋肉と違って、手で触って確認できないこと、緊張しているのか緩んでいるのかが意識しにくいことです。

息をしている限り、誰でも多少なりと横隔膜は自然に上下しているのですが、意識的に「横隔膜だけ3センチ上げる」「3センチ下げる」ということは、まずできません。

24～25ページの図のように両手を左右の肋骨に当てて呼吸すると、横隔膜の動きがある程度わかります。

呼吸時に横隔膜は肋骨と連動して動きます。吸えば肋骨は左右に開き横隔膜は下がり、吐けば肋骨は下がりながら閉じて横隔膜は上がります。

肋骨がほとんど動いていない場合は、横隔膜も動いていないと考えてください。

チェック時には、肩や胸は動かさず、また腰や背中を反らさないように気をつけて行いましょう。腰が反ったり、肩を上下させて呼吸していると肋骨が開きっぱなしになり、横隔膜は肋骨に引っ張られて下がったままになってしまいます。

自分の現在の横隔膜の動きがわかってきたら、いよいよ横隔膜を柔軟にほぐし、しなやかに動かすためのトレーニングを始めることになります。

肋骨を左右に開閉するためには肋間筋のしなやかさも同時に必要になりますが、この本で紹介するトレーニングを行うことで、こちらもきちんと同時に機能するようになります。

ふだんとは少し違う呼吸、正しい呼吸を続けることが大切です。「正しい呼吸」というのは、「悪い呼吸」が習慣になっている人にとっては、きついものです。少しずつその負荷を上げる、回数を増やす、続けられる時間を延ばす、ということで体を慣らしていくことが必要です。

これが、「全集中の呼吸」への第一歩で、しかも継続すべき大切な習慣なのです。

3章

実践！ 全集中呼吸トレーニング

横隔膜呼吸で呼吸量を減らし、ゆっくりと深い呼吸ができるようにするためのトレーニングをしましょう。楽にできるものから1日数十秒でも数分でもかまいませんから、少しずつ毎日やってみてください。

エクササイズをするとき、必ず守ってほしいこと

1 なるべく鼻呼吸で行う（少なくとも吸うときだけは必ず鼻から吸いましょう）

2 秒数、回数にこだわりすぎずムリのない範囲で行う

3 少しでも息が上がってハアハアしたらすぐに休み、息を整えてから再開する

4 エクササイズはやりやすいものから並べてあるので、最初のほうから少しずつ試す

5 楽にできるものを1つだけでもいいので、なるべく毎日行う

6 指定されている秒数、回数が楽すぎるようになったら、「息を吐く時間」「息を止める時間」を長めにしてみる

7 体調が悪いときは絶対にムリをせず、中止する

●「酸素の吸いすぎで体調が悪くなる」とはどういうことか？

ここで紹介するトレーニングにはいくつか明確な目的があります。

①常に緊張して上下に動きにくくなっている横隔膜をまず緩め、適切に動くようにすること

②それに必要な横隔膜以外の呼吸筋（肋間筋、腹筋、背筋、インナーマッスル群、骨盤底筋群）が適切に動くようにすること

③呼吸量を徐々に減らすこと

①と②の重要性については、ここまでも説明してきましたが、③は少しわかりにくいのではないでしょうか。

どうしても「たくさん空気を吸い込んだほうがいい」「酸素は多いほうがいい」と考えがちですが、ストレスや運動などで「息苦しくなる理由」は、ほとんどの場合、酸素不足ではなく、体内の二酸化炭素の量です。

正常な酸素飽和度は96％以上ですが、非常に苦しくなるような運動をした後でも、実は血中の酸素飽和度はさほど低くなりません。つまり血中にはじゅうぶんに酸素があることがほとんどなのです。

それにもかかわらず疲労や不調が起きるのは、**血中ではなく、細胞が酸欠状態になっているためです。**

●呼吸量を減らして少しずつ二酸化炭素に体を慣らす

なぜそんなことが起きるのかというと、それは酸素の量ではなく、**二酸化炭素の量に原因があります。**

酸素はほとんど血中に溶けないため、ヘモグロビンという物質と結合して細胞を目指していきます。いわばヘモグロビンは酸素の運び屋です。毛細血管を経て細胞に到達すると、そこでヘモグロビンは酸素を切り離す必要があるのですが、そこで必要になるのが二酸化炭素なのです。二酸化炭素が血中に不足していると、ヘモグロビンは酸素を切り離して細胞に届けることができず、細胞を素通りして再び肺に戻り、未使用の酸素は吐く息といっしょに排出されてしまいます。

せっかく吸った酸素がムダになるということです。

二酸化炭素は血中に多すぎれば、重大なトラブルを引き起こしますが、少なすぎても非常に困った問題が起きてくるのです。

二酸化炭素の不足の原因は、「酸素の吸いすぎ」、つまり呼吸量が多すぎる、ということです。喘息をはじめとする疾患で呼吸量が非常に多くなることがよく知られています。

浅く速い呼吸を続けていると、呼吸量（換気量）が増えます。呼吸が浅くなる理由は、ここまで説明した通り姿勢や筋肉の緊張だけではなく、加工食品の食べすぎやストレスなどによっても引き起こされます。呼吸量が増えると血中に酸素は多くなりますが、相対的に二酸化炭素の濃度は低くなります。もちろん口から排出される二酸化炭素の量も増えます。そのため、体内は「二酸化炭素不足」の状態になってしまうのです。

二酸化炭素不足になると、血中に取り込んだ酸素はヘモグロビンと結合したままになり、細胞に届く効率が悪くなってしまいます。しかも、呼吸過多の状態が続くと、人間の体は二酸化炭素に対する「耐性」が弱くなり、少し息を止めただけで苦しくなり、すぐに息を吸おうとするようになるため、呼吸量がさらに増えます。

呼吸量を減らす意識を持つことで、この悪循環を止めることが必要なのです。

●まず「息を吐ききる」ことから始めよう

エクササイズを行う際に、意識すべきことは何点かありますが、できるだけ細く長く息を吐ききるようにしてください。

一般的に**男性は息がじゅうぶんに吐けていないケースが多く、女性の場合は逆にじゅうぶんに吸えていないケースが多くなっています。**

どちらにしても横隔膜がじゅうぶんに動いていない状態には変わりがありませんが、**男性は横隔膜がいつも緊張している状態の人が多い**と感じます。社会的、精神的に緊張し、胸を張った姿勢をとろうとすることが多いのかもしれませんが、交感神経ばかりが優位になった状態が続いていると考えられます。交感神経が強く働いていると横隔膜も緊張し、肋骨の下でピンと張った状態になっています。息を吐いても横隔膜がドーム状に上がらず下がったままになっていると、肋骨がきちんと内旋できず、肋骨の位置が正しくないと腹筋が正しく機能しなくなります。その代わりに、横隔膜が姿勢を安定させようとして緊張を続けるようになってしまうのです。その結果、男性は腰椎が不安定になり、腰痛を発症しやすくなっています。しっかり吐けていれば、自然にじゅうぶんな空気を吸えますが、吐けていないために空気の取り込みが不十分となり、そこで浅く速い呼吸をして、それを補おうとします。

これに対して女性は「吸うのが苦手」な状態になっている人が多く見られます。これはストレスなどによる横隔膜の過緊張というよりも、主原因は横隔膜をはじめとする**呼吸筋群の筋力低下**です。横隔膜の筋力が弱いために、代わりに肩や首の筋肉を使って呼吸を続けている状態になっている人がしばしば見られます。静かに座っている状態でも呼吸時に肩が上下する場合はほぼこの状態です。肩や首周りを常に緊張させていると横隔膜を使わなくても空気は体内に入ってきます。しかし横隔膜を使えないために取り込みは不十分です。そこで肩や首の周りの筋肉をさらに緊張させて動かし、たくさん取り込もうとして浅く速い呼吸を繰り返し呼吸量を増やしますが、それが肩こり、首痛などを招く悪循環を生むのです。

男性は吐けない、女性は吸えない、というのが呼吸過多のふたつのパターンです。

これを解消するためには、まずはどちらのケースも**「しっかりと吐くこと」を意識することが大事**です。「吸うのが苦手」な場合も、「吸うこと」よりも「静かにしっかり長く吐ききる」ことを明確に意識して、エクササイズを続けると、少しずつ横隔膜が鍛えられてしっかりと動くようになります。「吐くことが苦手」も、同じようにいつもよりも長く静かに吐くことを繰り返すことで、緊張で固まったままの横隔膜がストレッチされて、きちんと上下するようになります。

●口呼吸をやめて鼻呼吸に慣れよう

呼吸量を減らすために、もうひとつ非常にかんたんで重要なことが「口呼吸をやめて鼻呼吸にする」ということ。

鼻は細かいゴミや花粉、細菌やウイルスをフィルターとしてからめとり、体内に侵入することを防ぎますが、それだけではなく、呼吸量を適切にしてくれる役割も担っています。口よりも開口部が小さく、狭く、鼻毛や粘膜などの「障害物」が多いため、それが抵抗になって1回の呼吸で肺に入ってくる空気の量は少なくなります。

口呼吸が習慣になっている人は、鼻がつまっているわけではないのに、意識的に鼻呼吸をしただけで息苦しさを感じるかもしれません。

しかし、この鼻呼吸は、呼吸のトレーニングをするときはもちろん、日常生活でも常に気をつけて習慣にしてください。

特別なトレーニングをしなくても、意識して**日常の呼吸を鼻呼吸にするだけで、体調は改善し、睡眠の質がよくなり、さらに免疫力も上がります。**

また鼻腔からは一酸化窒素が分泌されており、これは血管を拡張する作用があるため、通過する酸素の取り込み率を上げてくれるのです。

「つい口が開いてしまう」という人は、今ならマスクの下で、唇に粘着力の低いマスキングテープなどを縦に貼り付けておいてもいいと思います。昼間はちょっと……という人は、まず睡眠時に試してみてください。

横隔膜を意識するためのエクササイズ

最初に紹介するのは、横隔膜の動きを意識するためのエクササイズです。横隔膜に直接触れることはできませんが、肋骨、胴回りに両手を当てることで、間接的に動きがわかります。

ここでは、①で胸部と腹部が同じ方向に動くよう意識し、②肋骨内旋呼吸で肋骨がきちんと上下・開閉することを意識し、そして③で、お腹周り全体を360度膨らませたり、戻したりできるようになっていくことを目指します。

呼吸トレーニングに限りませんが、たとえば2カ所の筋肉を動かすことが必要な場合、「全部を同時に意識する」ことは非常に困難です。無意識に2つの筋肉が連動して動くようになるまでは、まずそれぞれの筋肉を1つずつ意識しながらトレーニングしていくことが早道です。1つ目の筋肉が無意識にきちんと動くようにトレーニングできていれば、2つ目のトレーニングをしたときは、最初の筋肉も同時に正しく動くようになっていくからです。

このエクササイズは、自分の肋骨や胸、お腹が呼吸とともにどう動いているのかを知るためにも、少しの時間でもいいので、毎日続けてください。

❶アンチパラドックス呼吸

肩や首などの筋肉を使うことなく、横隔膜をリラックスさせて呼吸を続けることによって動きの幅を大きくしていきます。息を吸ったときに「胸が突き出てお腹が凹む」という状態（パラドックス状態）は横隔膜が動いていないことを示します。これを解消することが目的です。

Ⓐ 床に横たわり、両手を胸とお腹に当てる。

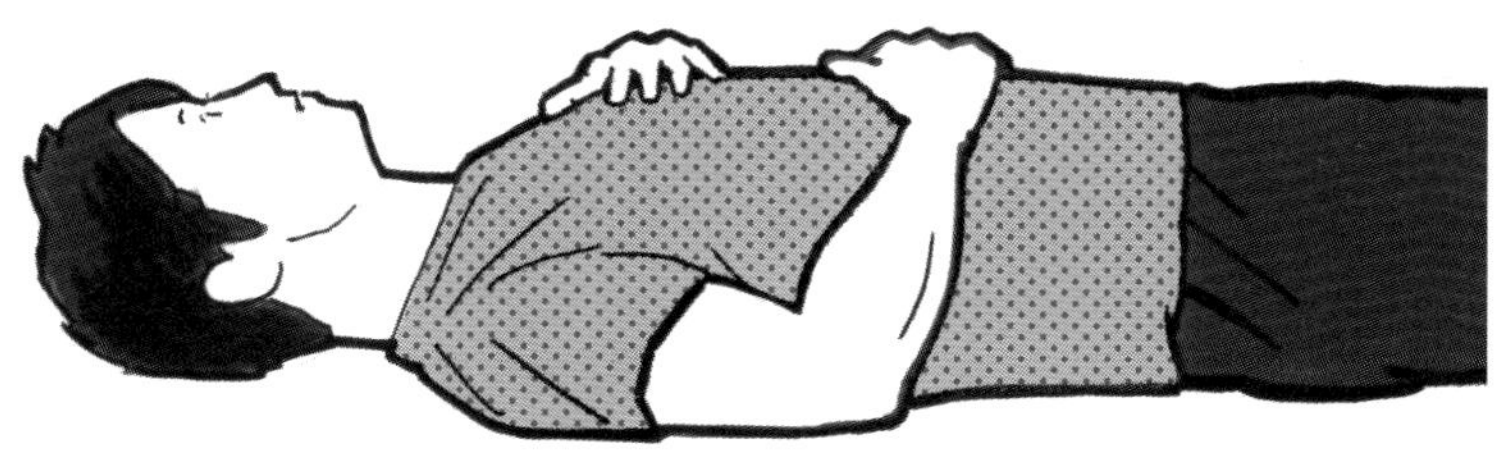

Ⓑ いったん息を吐ききってから、胸とお腹が同じ方向に動くことを意識して、鼻からゆっくり息を吸う。この呼吸を4〜5回続ける。

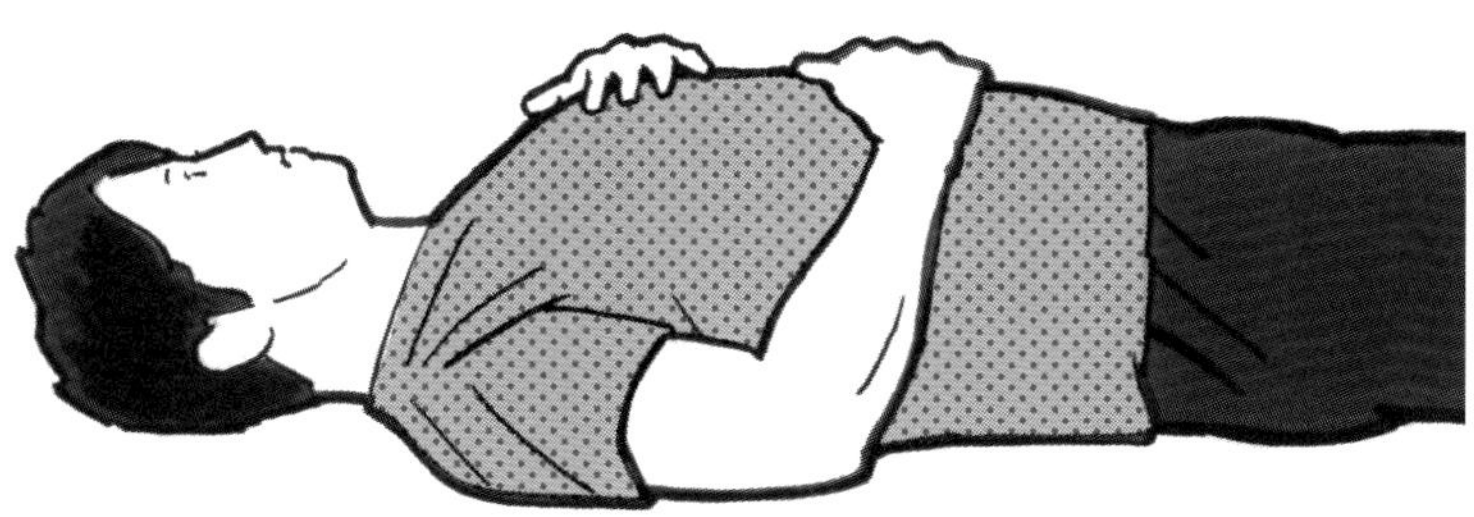

❷肋骨内旋トレーニング

呼吸にともなって肋骨がしっかりと動いているかどうかを意識しながら呼吸を続けるトレーニングです。息を吐いたときに肋骨が矢印の方向に動いていない（内旋していない）状態は、横隔膜がじゅうぶんに動いていないことを示します。「しっかりゆっくり吐ききり、自然に吸う」を心がけ、４〜５回続けてください。

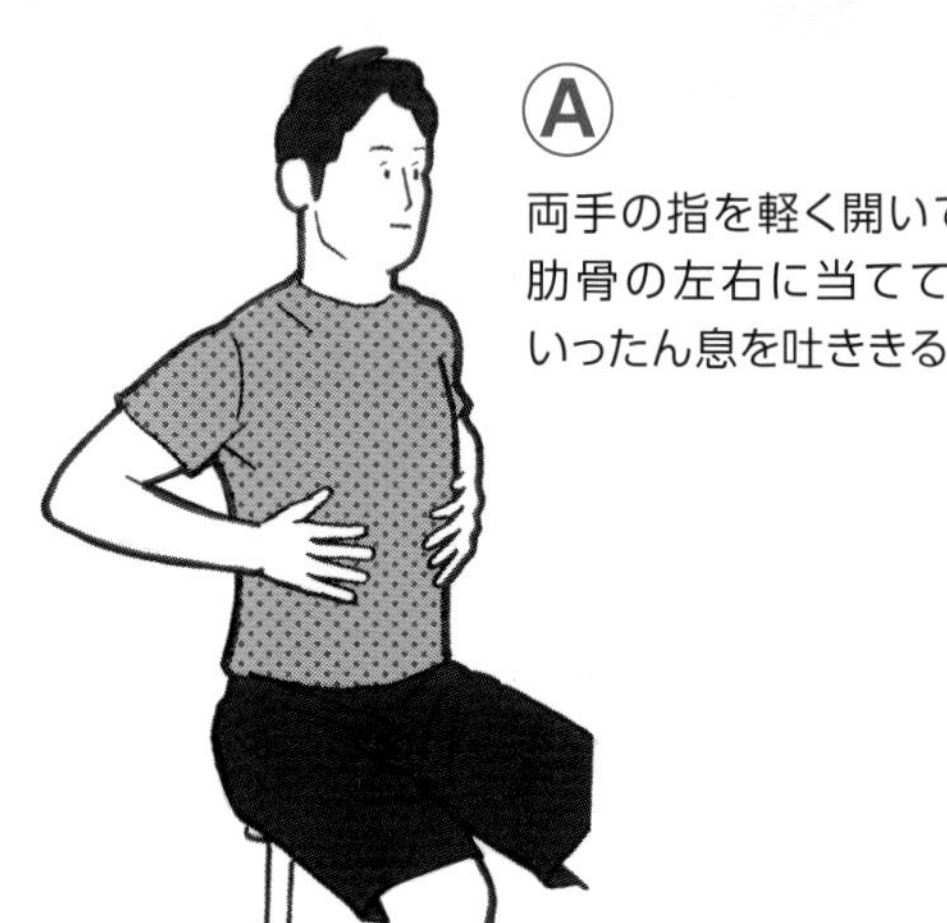

Ⓐ 両手の指を軽く開いて肋骨の左右に当てて、いったん息を吐ききる。

Ⓑ 鼻からゆっくりと自然に息を吸いながら、肋骨を左右に開いていくよう意識する。

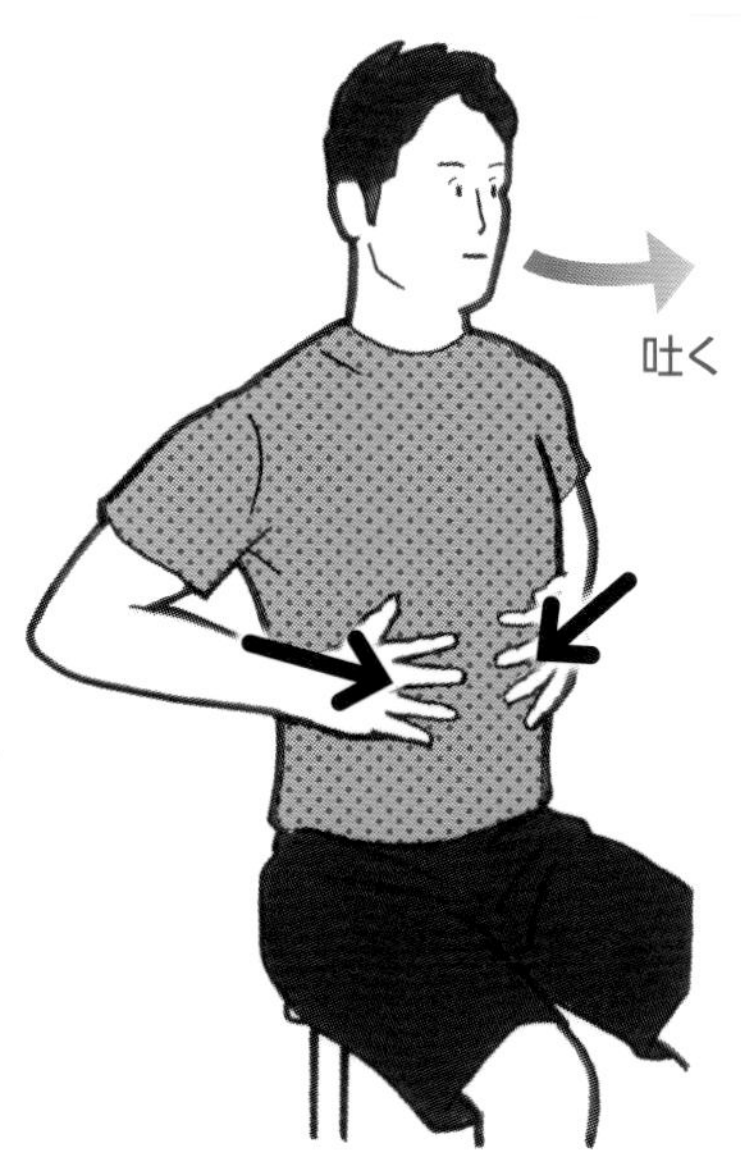

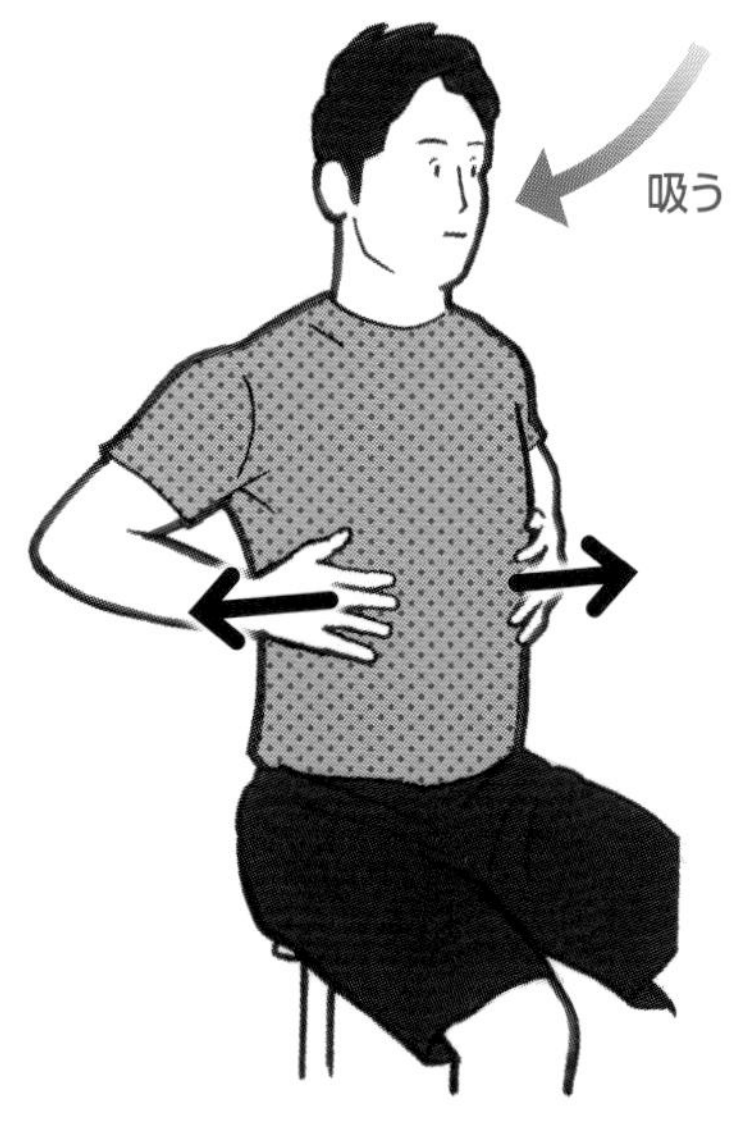

Ⓒ 息をゆっくり長く吐きながら、肋骨が閉じ、やや下に下がっていくように意識する。この呼吸を4−5回続ける。

❸ IAP 呼吸トレーニング

息を吸ったとき、お腹周り全体、つまり横腹にも背中のほうにも空気が入っていくことを意識して呼吸します。IAPとは腹腔内圧のことで、呼吸によってお腹全体に内側からかかる圧力のことです。息を吸ったときにじゅうぶん横隔膜が下がっていればしっかり圧力がかかります。

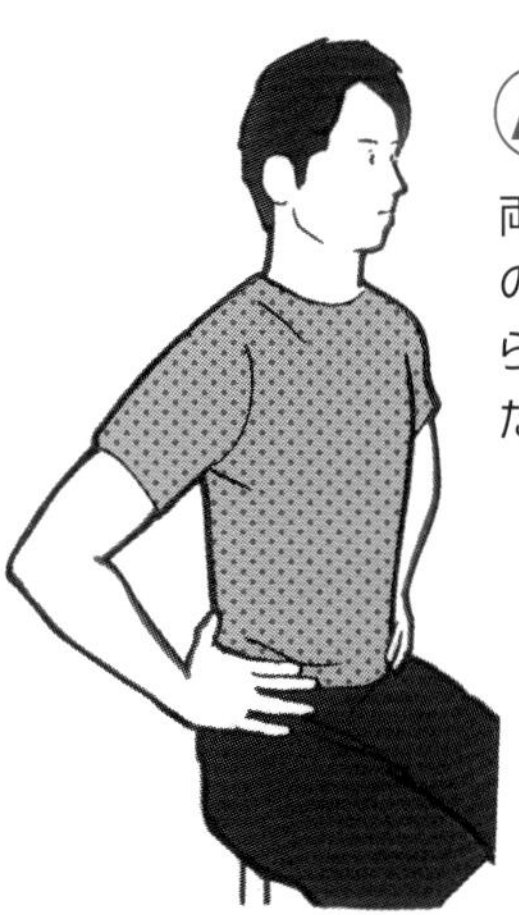

Ⓐ 両手の親指と人さし指の間を開いて、左右からお腹周りに当て、いったん息を吐ききる。

Ⓑ 鼻からゆっくりと自然に息を吸いながら、お腹周り全体を太くするように意識する。

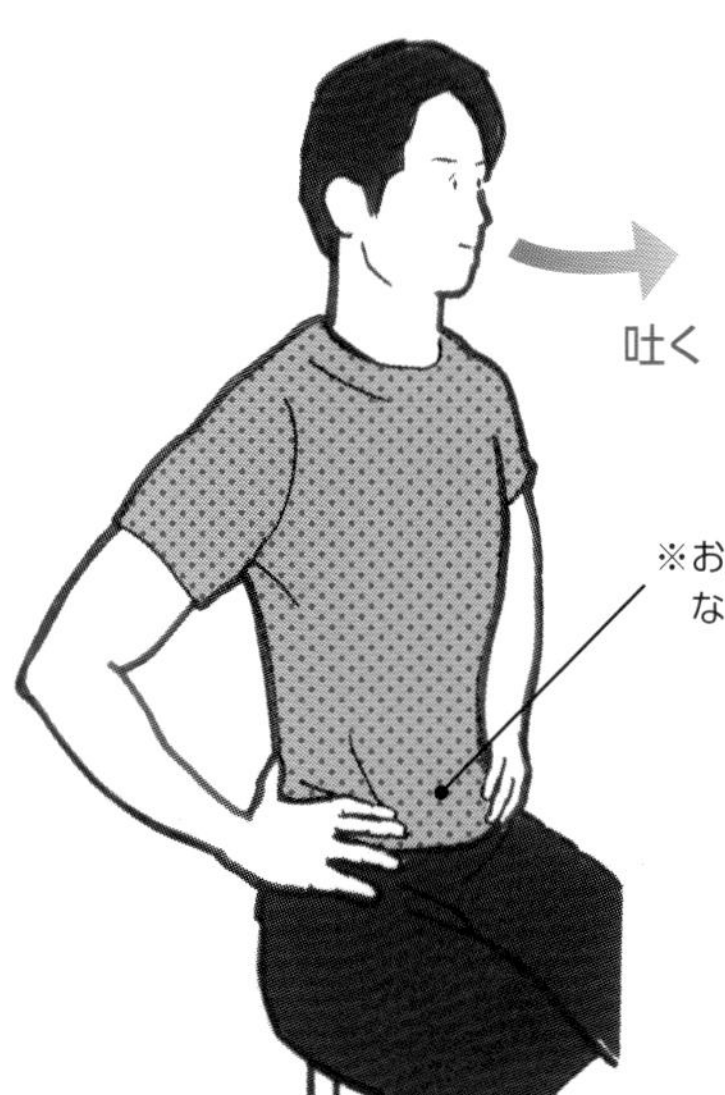

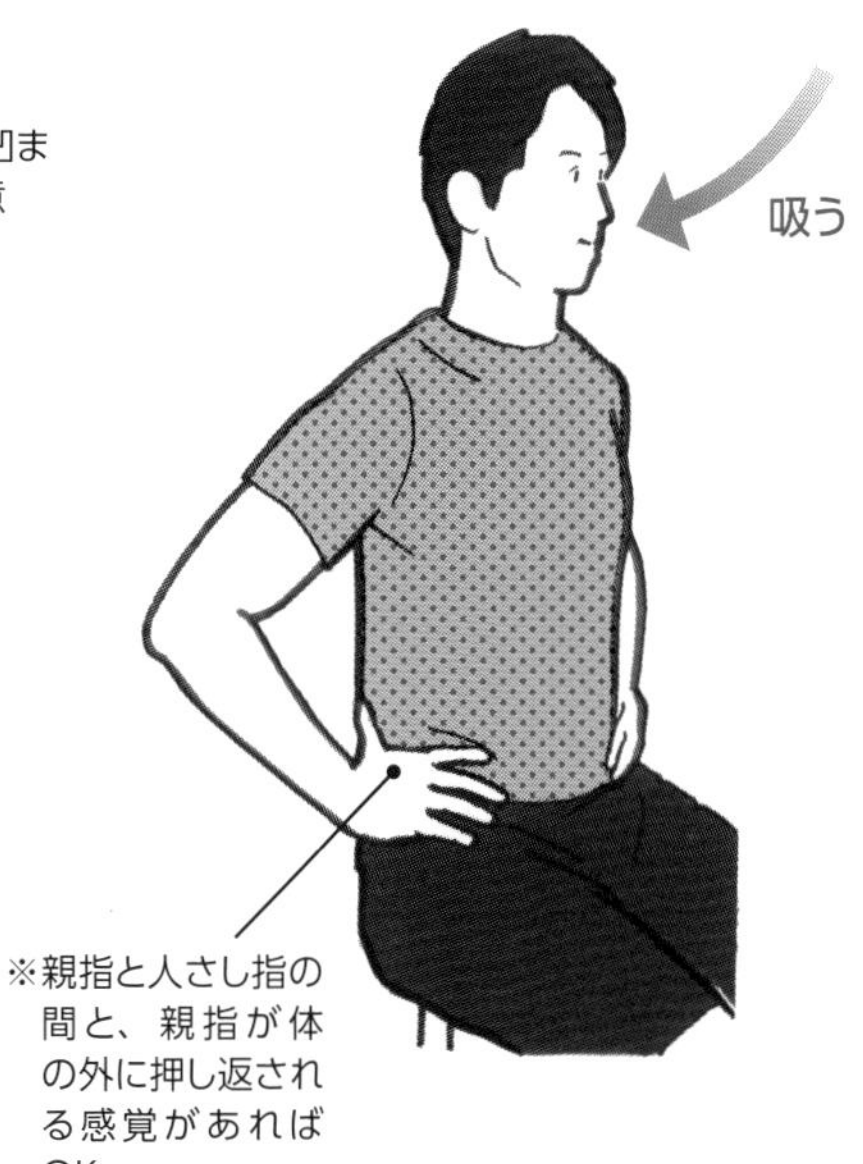

Ⓒ 息をゆっくり吐きながら、お腹周り全体が細くなっていくことを意識する。この呼吸を4–5回続ける。

しっかり息を吐ききるためのエクササイズ

息を「しっかりと吐く」「吐ききる」ことができないことが、呼吸トラブルの大きな原因です。肺に空気が残った状態のまま吸ってしまうと、肺を新鮮な空気で満たすことはできません。

日常的にも、たくさん吸おうとするよりも「吐く」ことを意識してください。吐く息と吸う息の量は同じですから、しっかり吐ききれば、自然に吐いた分だけ吸うことができます。「ゆっくりしっかりと吐く」ことを意識すると、繰り返すことでだんだん横隔膜が動くようになっていきます。

ここでは風船などを使う方法を紹介します。炭治郎はひょうたんを吹いていましたが、風船でもかなり負荷が大きいので、最初はおもちゃの風車をひと息で長く回す、ストローで細く長く息を吐く、などから始めてもＯＫです。下に紹介するようなグッズを使って、ゲーム感覚でやってみるのもいいと思います。

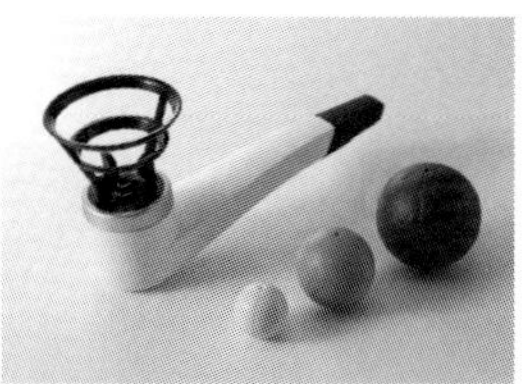

「長息パイプ」（4000円前後）は、付属の3種類のボールを息で吹き上げる呼吸トレーニンググッズ。

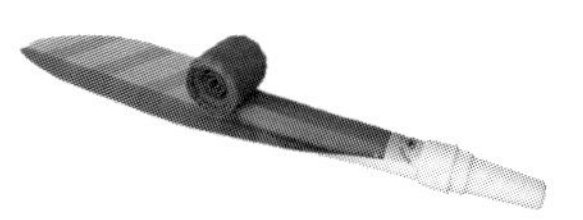

「ロングピロピロ」（900円前後）も、息を吐ききるトレーニングにぴったり。最長1メートルまで伸びる。

風船トレーニング

かなり強度が強いので、けっしてムリをしないでください。体調が悪いときはもちろん、途中で頭がふらふらしたり、頭痛などを感じるようならすぐ中止を！肺活量の大きさよりも、横隔膜、肋間筋をきちんと動かすことが大切です。

Ⓐ

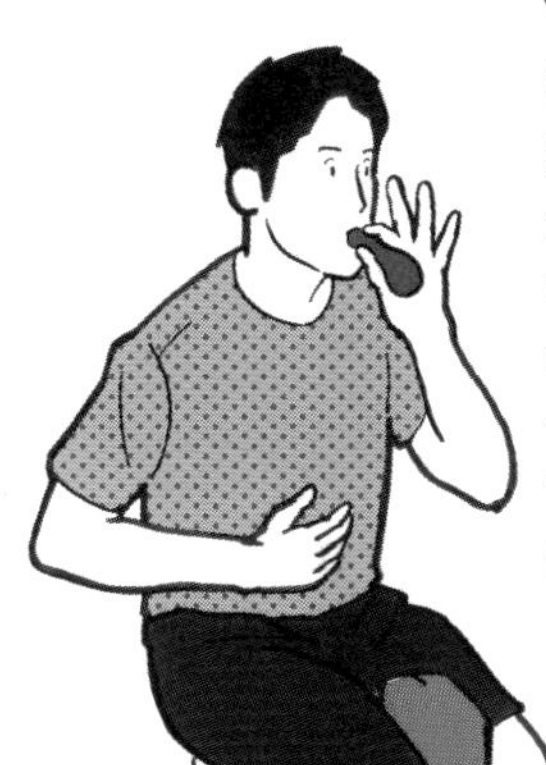

椅子に座って両膝の間に丸めたタオルなどをはさみ、風船をくわえる。背中はやや丸めた状態で、片手をお腹に当てる。

Ⓑ

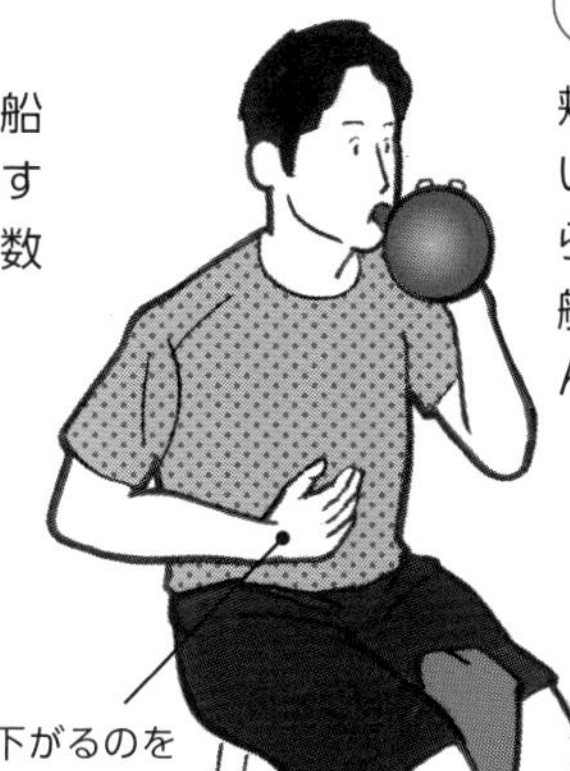

頬を膨らませないようにしながら、ゆっくり風船に息を吹き込んでいく。

※肋骨が下がるのを意識しよう。

Ⓒ

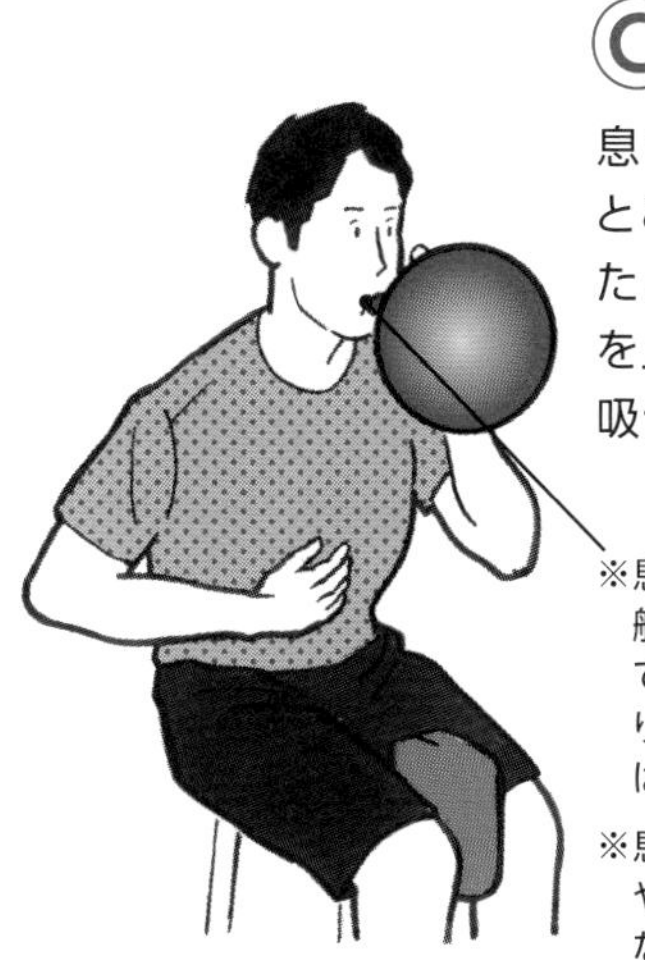

息を吐ききったところで、いったん4～5秒息を止め、鼻から吸う。

※息を止めるとき風船の吹き口を手でつまんで閉じたり、唇でふさいではいけない。

※息を吸うとき、肩やアゴが上がらないように気をつけ、舌は上顎全体につけておく。

Ⓓ

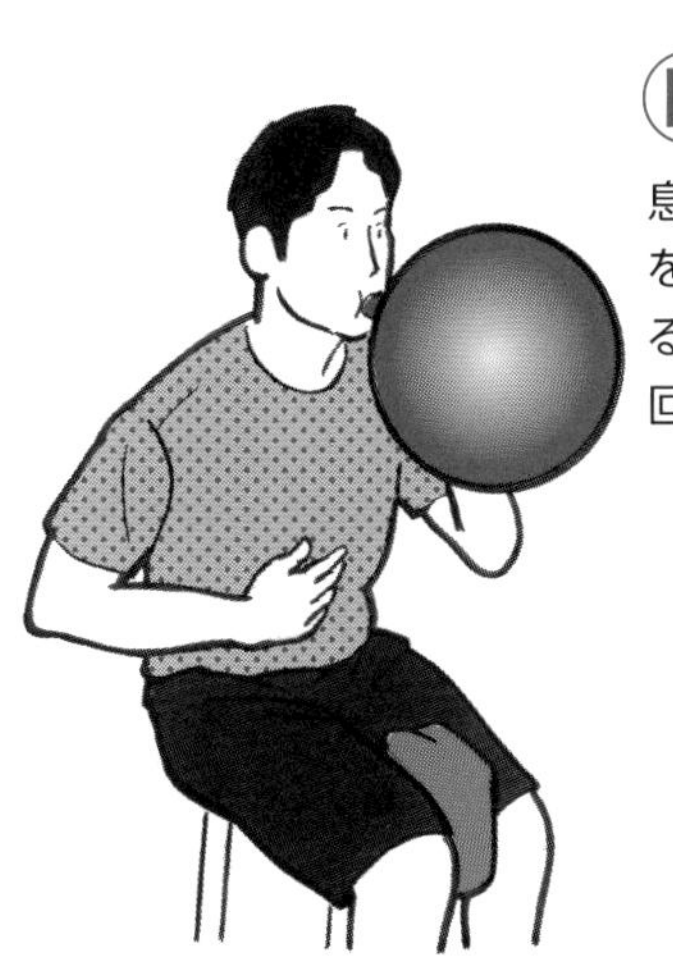

息を吐き、風船をさらに大きくする。A～Dを数回繰り返す。

横隔膜を動かせる体になるエクササイズ

呼吸エクササイズのための「土下座」ストレッチ

ここからのエクササイズの最初に行うストレッチです。「土下座」の姿勢をとることで、自然に背中が少し丸くなり、肩周りや背中の緊張が和らぎ、その後のエクササイズがスムーズになります。何秒吸って何秒吐く、といったことは考えず、最初はゆっくり鼻から吐き、自然に吸う、という呼吸をなるべく静かに続けてください。時間がないときは、この姿勢でしばらく静かな呼吸をするだけでもリラックスできます。パソコンの前で長時間仕事をする人は1時間に1回でもこの姿勢の休憩をとると肩や腰の疲れにも効きます。眠る前のストレッチのひとつとしてもおすすめします。ポイントは、できるだけ静かにゆっくりと呼吸をすることです。

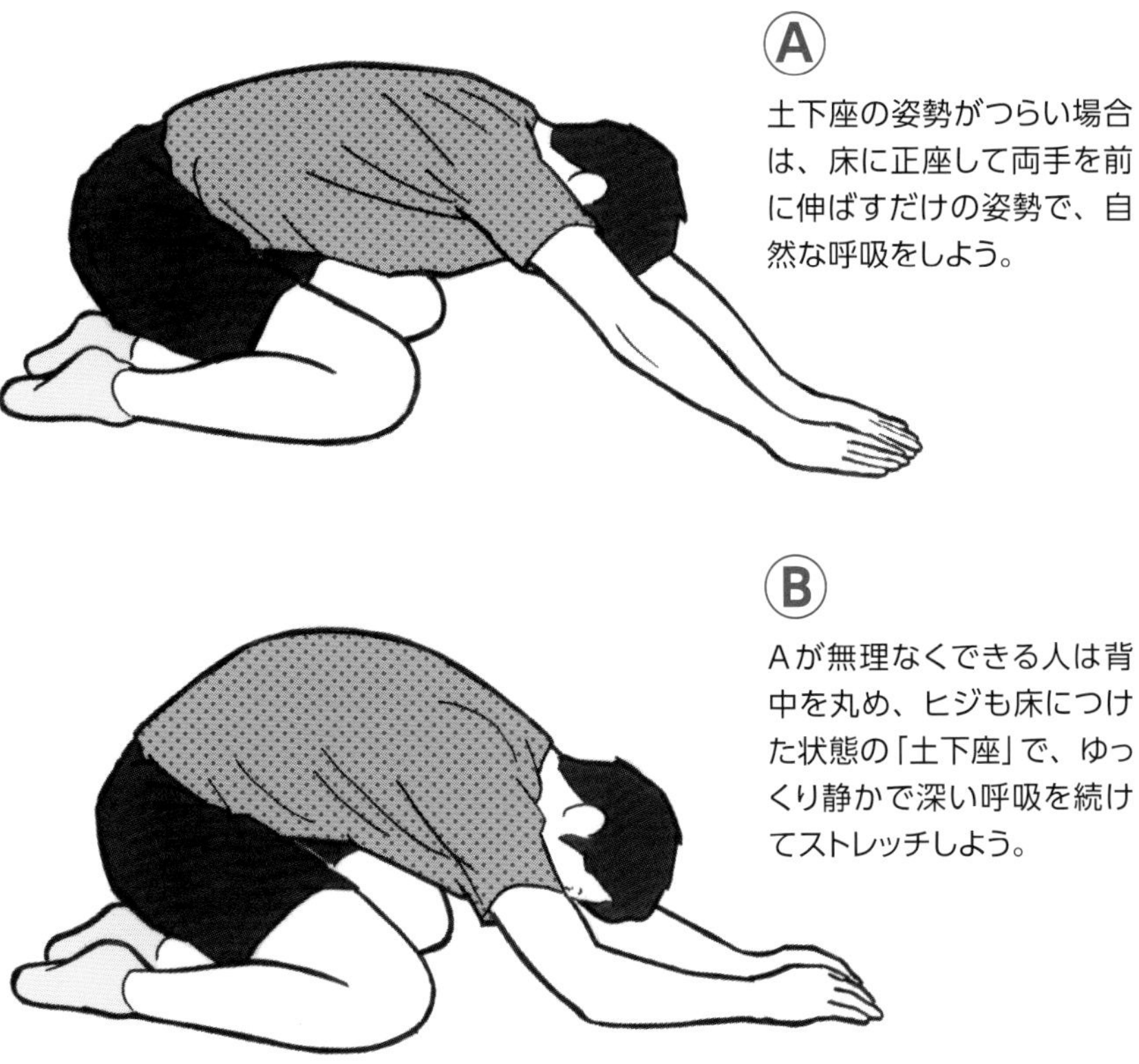

Ⓐ

土下座の姿勢がつらい場合は、床に正座して両手を前に伸ばすだけの姿勢で、自然な呼吸をしよう。

Ⓑ

Aが無理なくできる人は背中を丸め、ヒジも床につけた状態の「土下座」で、ゆっくり静かで深い呼吸を続けてストレッチしよう。

基本の呼吸エクササイズ

ストレッチが済んだら仰向けになって両膝を立て、両手は自然に床に置きます。まず静かにゆっくりと息を吐ききってから、「鼻から5秒で吸い、5秒吐いて、5秒止める」を3セット繰り返しましょう。鼻から息をうまく吐ききれない場合は、「ハーッ」と言いながら口から吐いてもかまいません。息が切れたり、苦しくなって思わず思いきり息を吸ってしまうようなら、すぐに少し休み、4秒、または3秒で少しずつ試してください。

呼吸エクササイズの基本

5秒で吸う……5秒で吐く……5秒止める……▶ 3セット

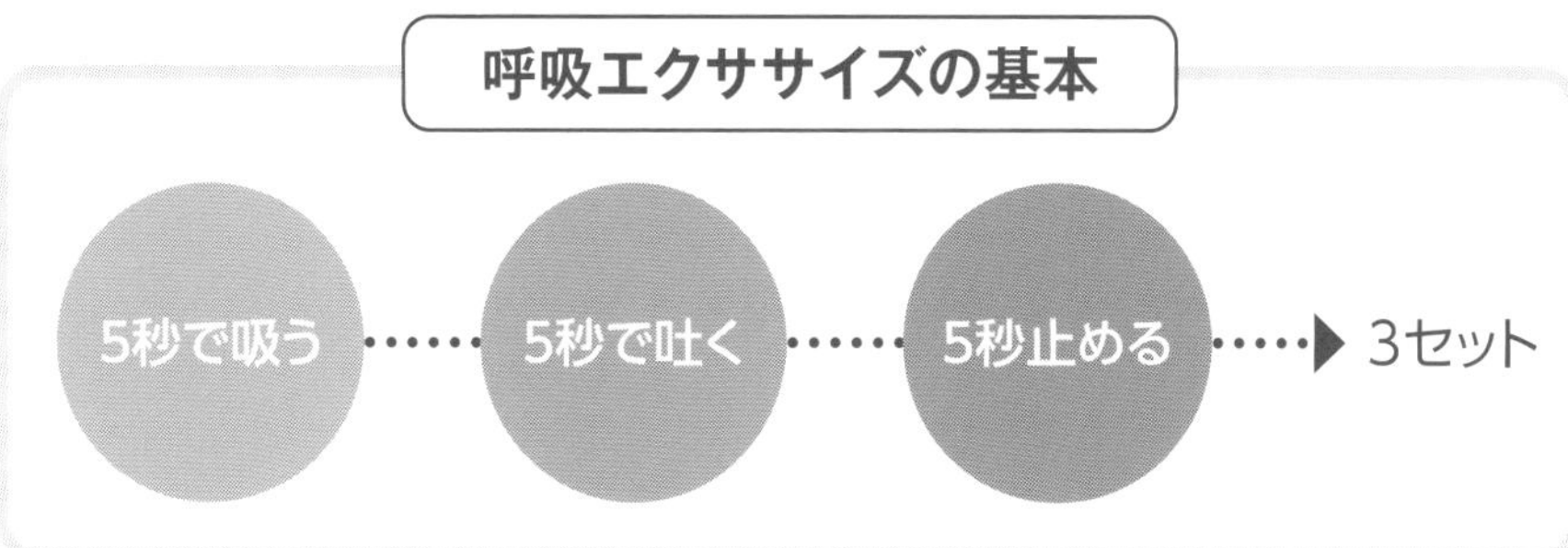

慣れてきたら・・・

5秒で吸う……10秒で吐く……5秒止める……▶ 3セット

5秒で吸う……15秒で吐く……5秒止める……▶ 3セット

を目指しましょう

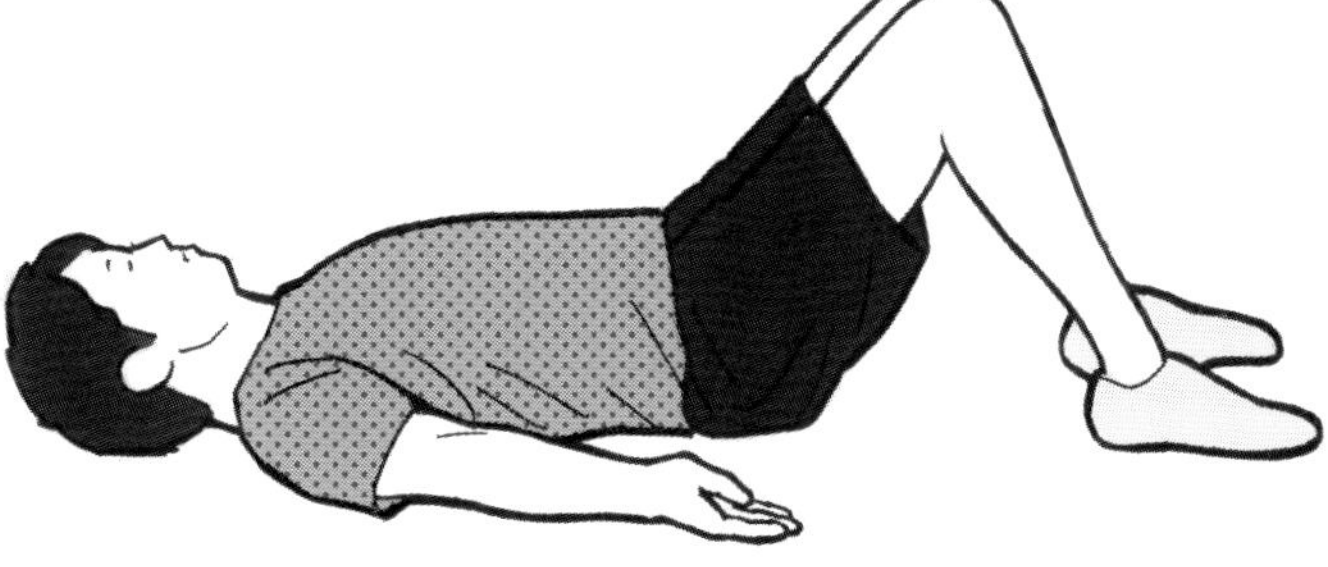

仰向けで両手を上げて呼吸

1 前へならえ、で静止する

床に仰向けになり両膝を立てる。頭から仙骨までをしっかりと床につけ腰を反らさないように注意する。そのままの状態を保ち、両腕を天井に伸ばし「前へならえ」の姿勢をとる。

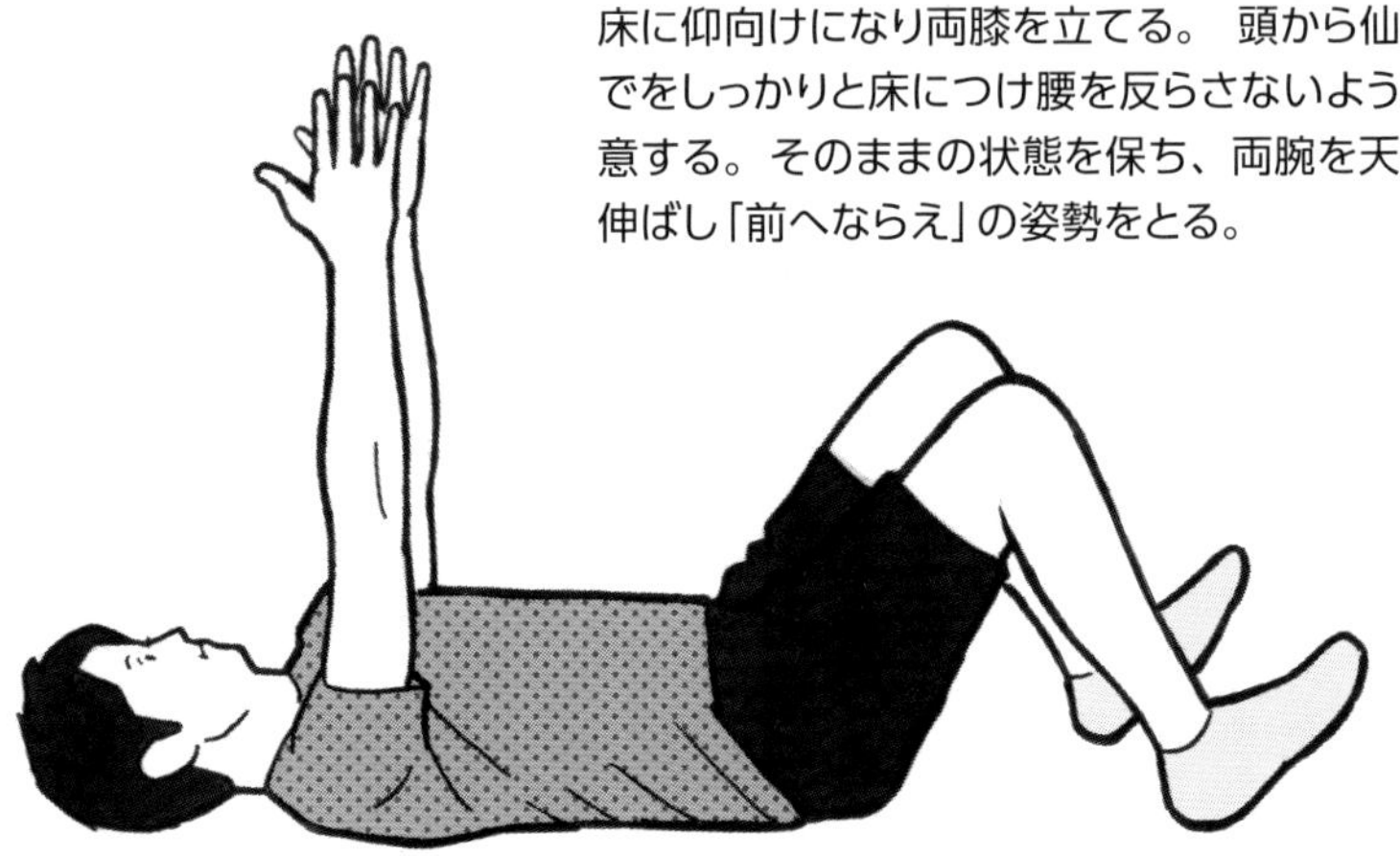

2 両手を床に近づけて呼吸を続ける

両手を床に近づけていき、床から腰が浮かない位置で止める。手が床につかなくてもOK。腰をぴったり床につけておくことが大切。鼻から5秒で息を吸い、「ハーーッ」と口から息を吐き、吐ききったところで5秒止める。この姿勢で3回繰り返す。

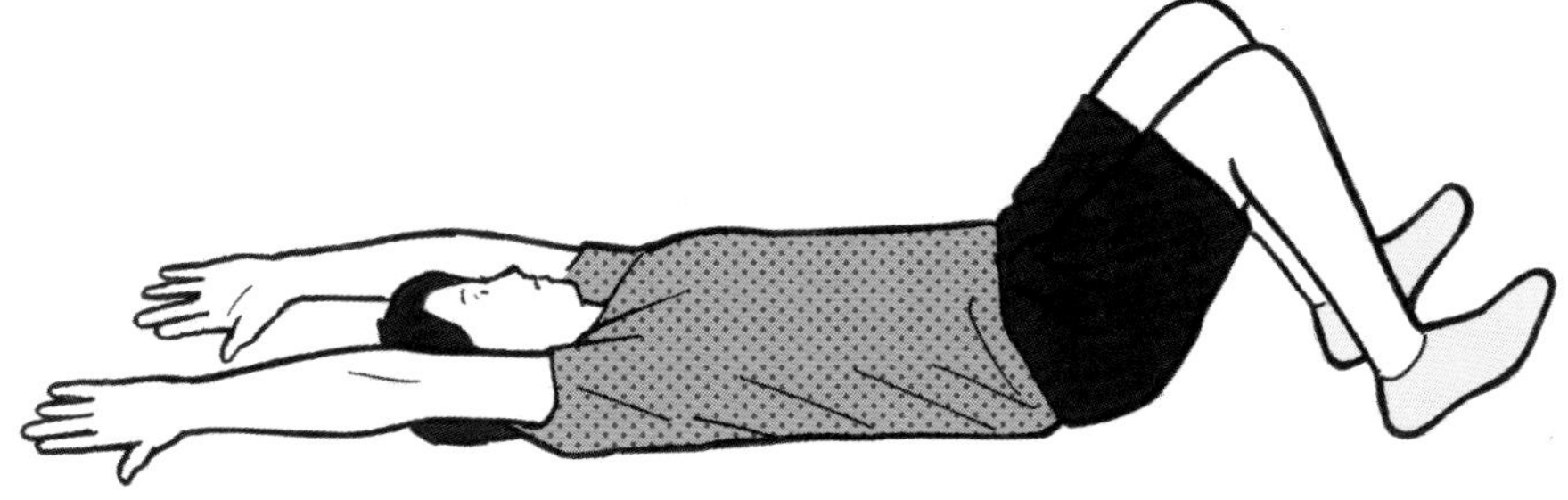

両足を上げ下げしながら呼吸

1　吐きながら両足を上げる

床に仰向けになり床と腰の隙間に両手を入れておく。
膝を曲げたまま息をゆっくりと吐きながら、
両足を上げていく。

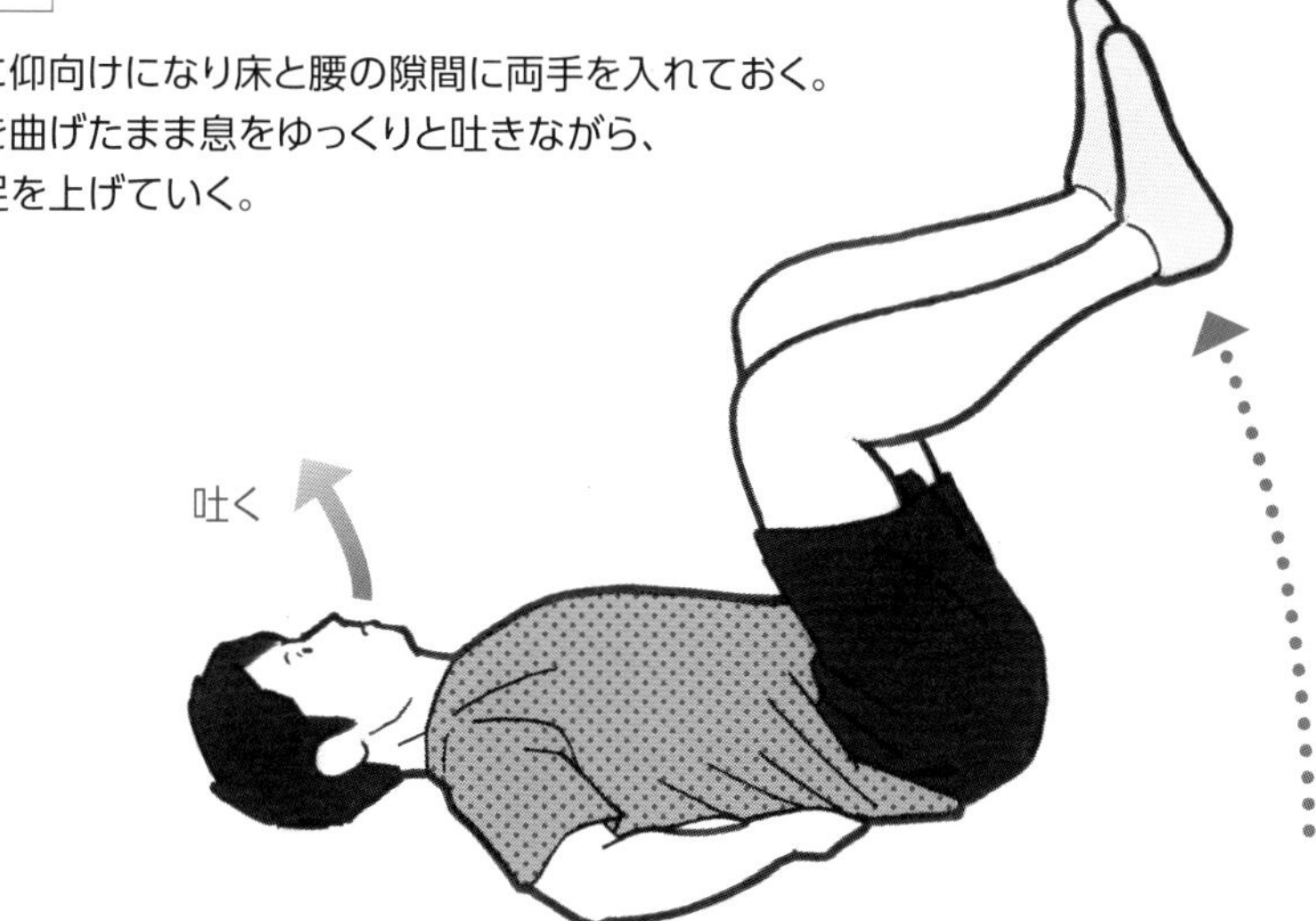

2　吸いながら両足を下ろす

息を吸いながら、両足を床に戻す。
上下で1セットとして3回繰り返す。

吸う

※腰が床から浮かないように注意!

四つ這いで呼吸する

1　四つ這いで背中を丸めて3回呼吸

床に両膝、両手をつけて四つ這いになる。両膝は股関節の真下、両手は肩の真下の位置になるようにする。息をゆっくりと吐きながら背中をできるだけ丸くする。このときに腹筋の働きをしっかりと感じるようにする。背中を丸くした状態のままで、「5秒で吸い、5秒で吐き、5秒止める」を3回繰り返す。

なるべく丸める

2　背中を伸ばして3回呼吸

膝と手は同じ位置のまま、アゴを上げて背中を伸ばし、その位置で呼吸を3回繰り返し、また1の姿勢に戻り、「5秒で吸い、5秒で吐き、5秒止める」を3回繰り返す。「背中を丸める」「伸ばす」を交互にゆっくりと繰り返し、3セット行う。

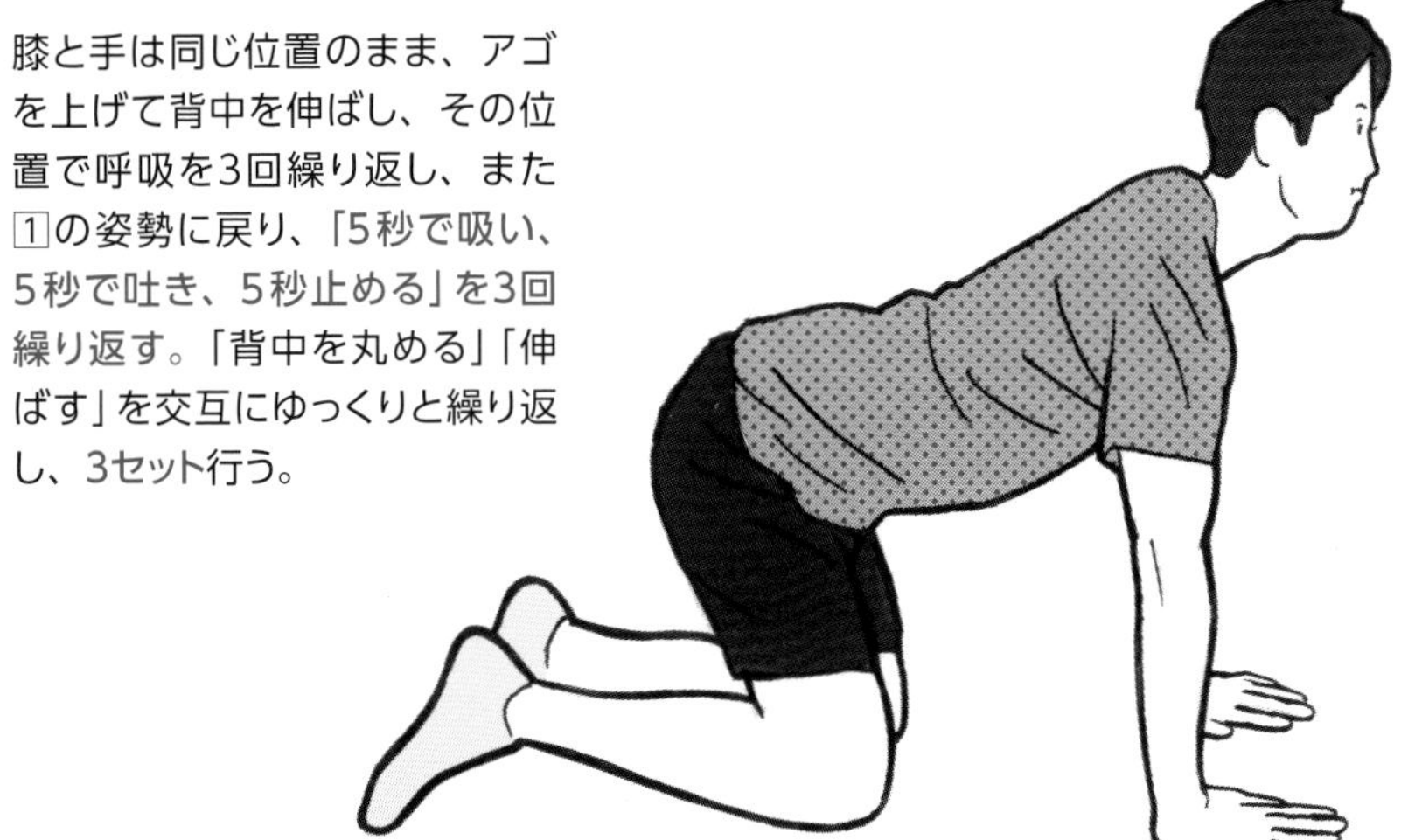

片膝を近づけて呼吸する

1　両手とつま先で体を支えて3回呼吸

両手とつま先を床につけて体を支える。両手は肩の真下、背中は自然に丸くなってOK。まずこの姿勢で「5秒で吸い、5秒で吐き、5秒止める」を3回繰り返す。慣れないうちは②に進まず、この姿勢だけの練習でOK。

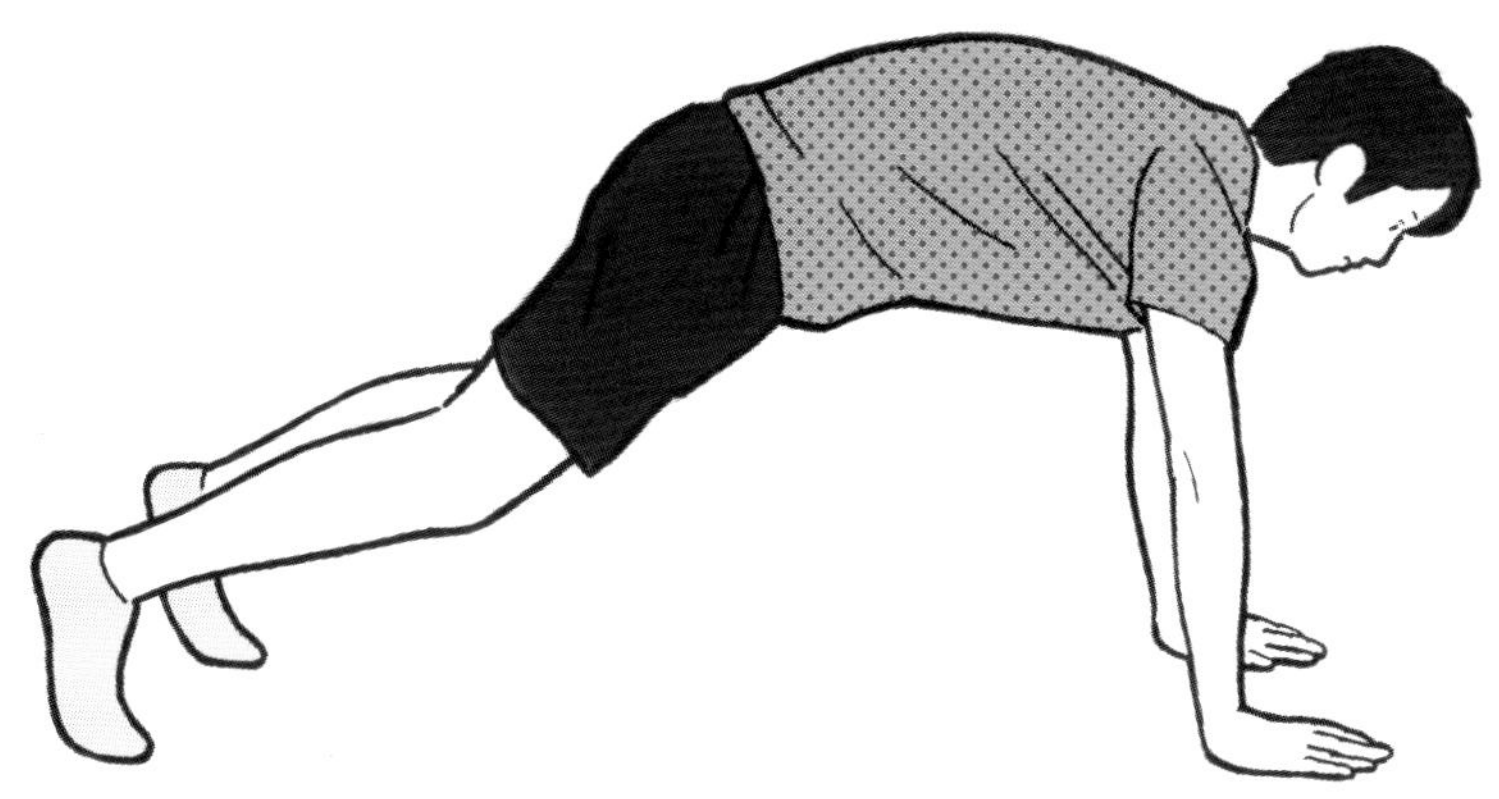

2　片足を踏み出した姿勢で3回呼吸

背中が平らにならないように注意しつつ、片足を前に踏み出し、そのまま「5秒で吸い、5秒で吐き、5秒止める」を3回繰り返す。反対の足も同様に行う。

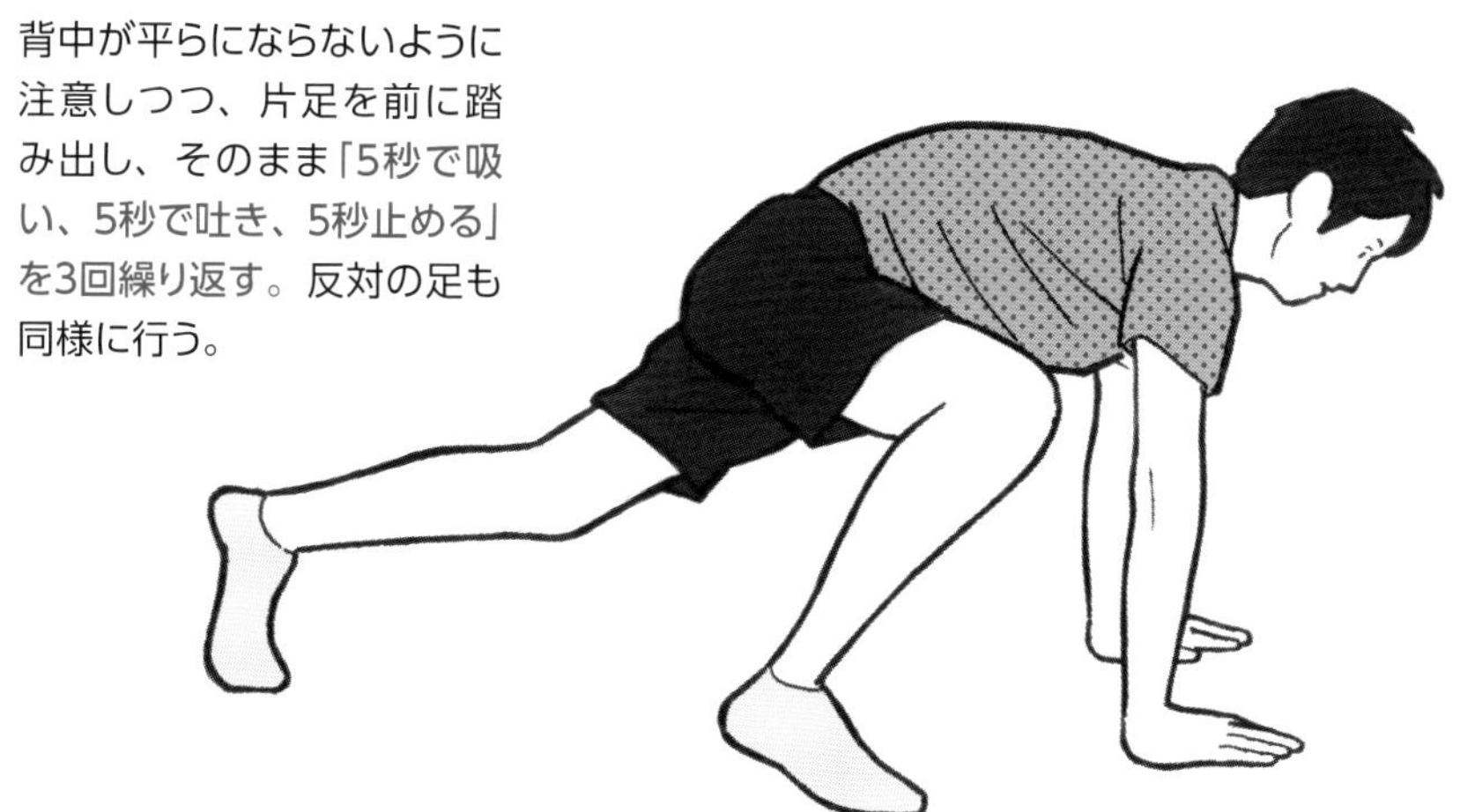

壁を背に座って呼吸する

1　壁に腰と背中をつけて座り３回呼吸

床にお尻を下ろして座り、壁にぴったりと腰と背中をつける。

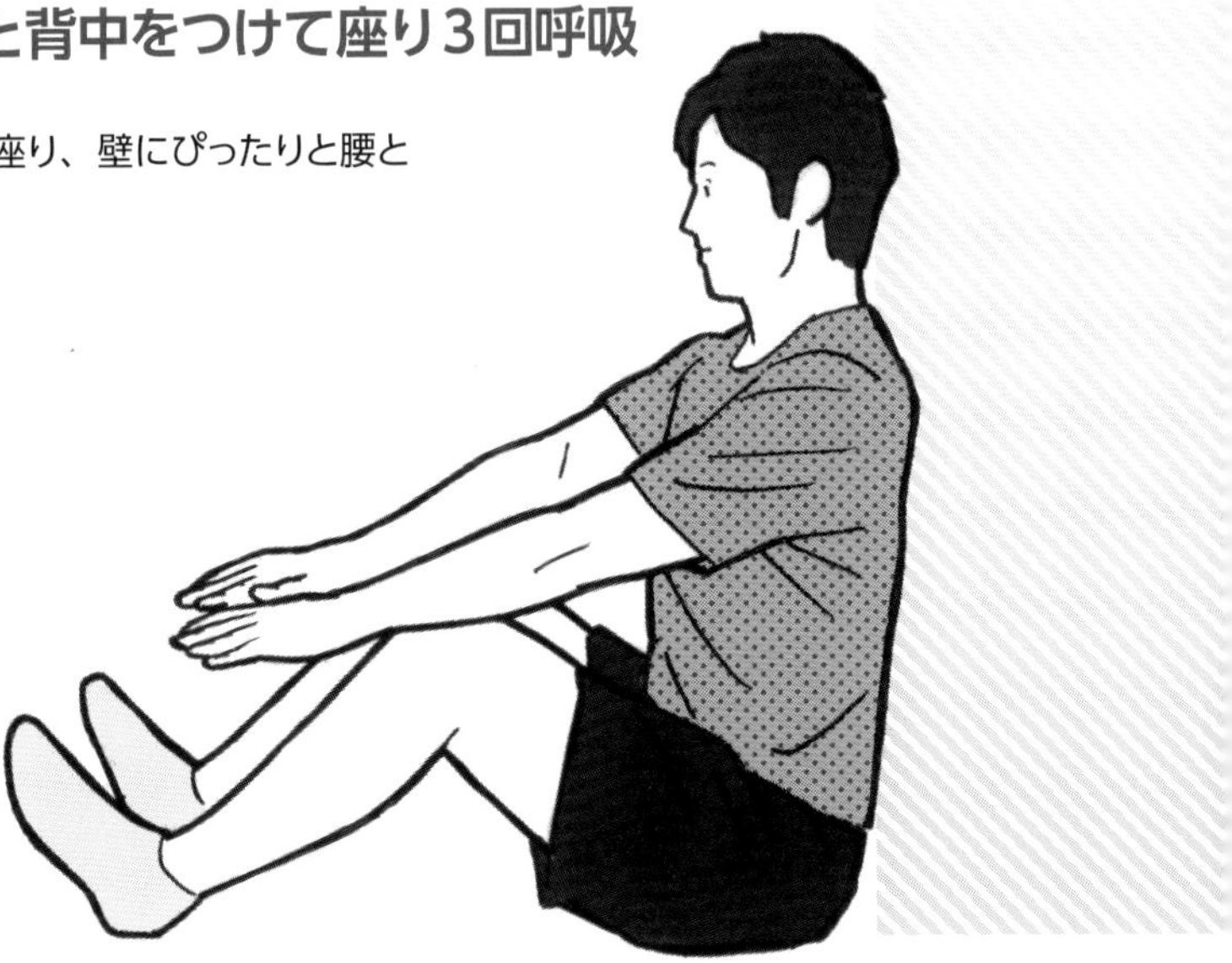

2　背中を丸めて３回呼吸

口から息をゆっくり吐きながら両手を前に伸ばしていき、腰は壁につけたまま、背中をできるだけ丸くする。しっかりと腹筋の働きを感じながら行う。背中を丸くしたままで静止し、「5秒で吸い、5秒で吐き、5秒止める」を3回繰り返す。

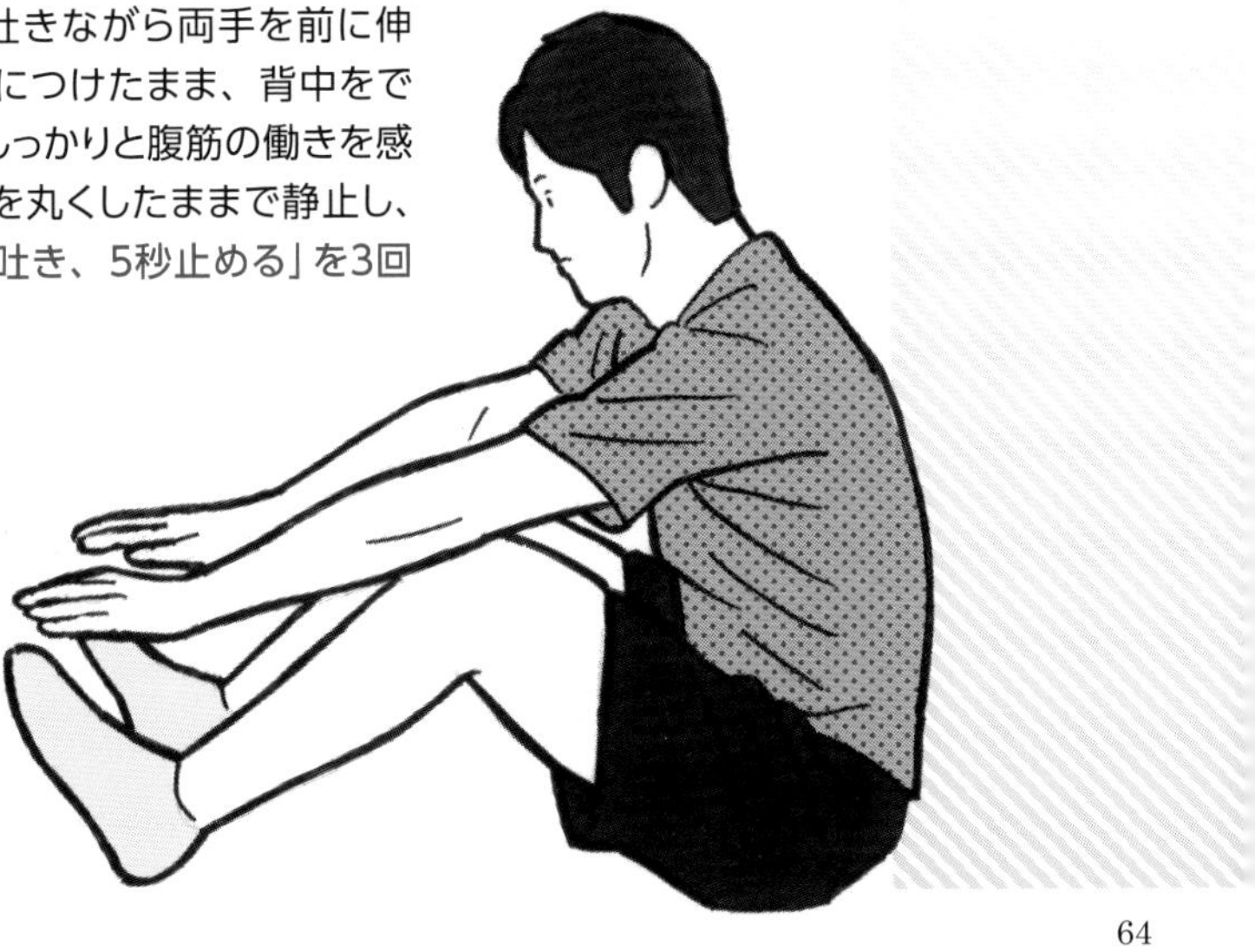

しゃがんだ姿勢で呼吸する

かかとをつけたまましゃがみ、両手を前に伸ばす

かかとがなるべく浮かないように注意し、息を吐きながら背中をできるだけ丸くして静止する。この姿勢のまま「5秒で吸い、5秒で吐き、5秒止める」を3回繰り返す。

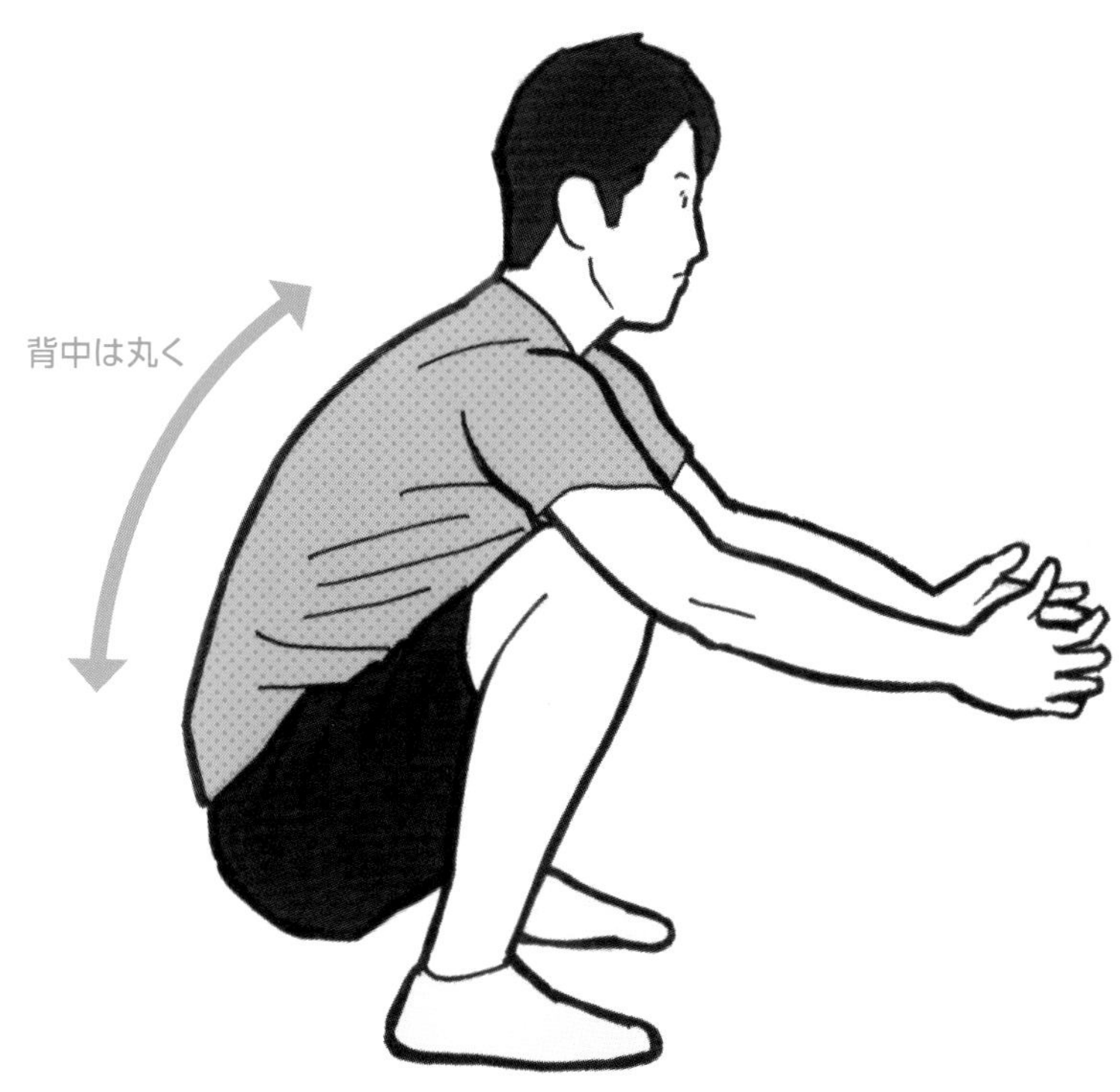

体をねじった状態で呼吸する

1　両膝を左に倒して３回呼吸

床に仰向けに横たわり両膝を立て、右腕全体を床につけたまま肩よりも高く上げる。そのまま両足を左側に倒していく。左手を倒した膝に添えて膝が床から浮かないように注意。右の肋骨が開いていることを感じながら、呼吸を3回繰り返す。腰だけをひねるのではなく、背骨のひとつひとつをしっかり動かして体を回旋させることをイメージしながら行う。この姿勢を保ち、「5秒で吸い、5秒で吐き、5秒止める」、という呼吸を3回繰り返す。

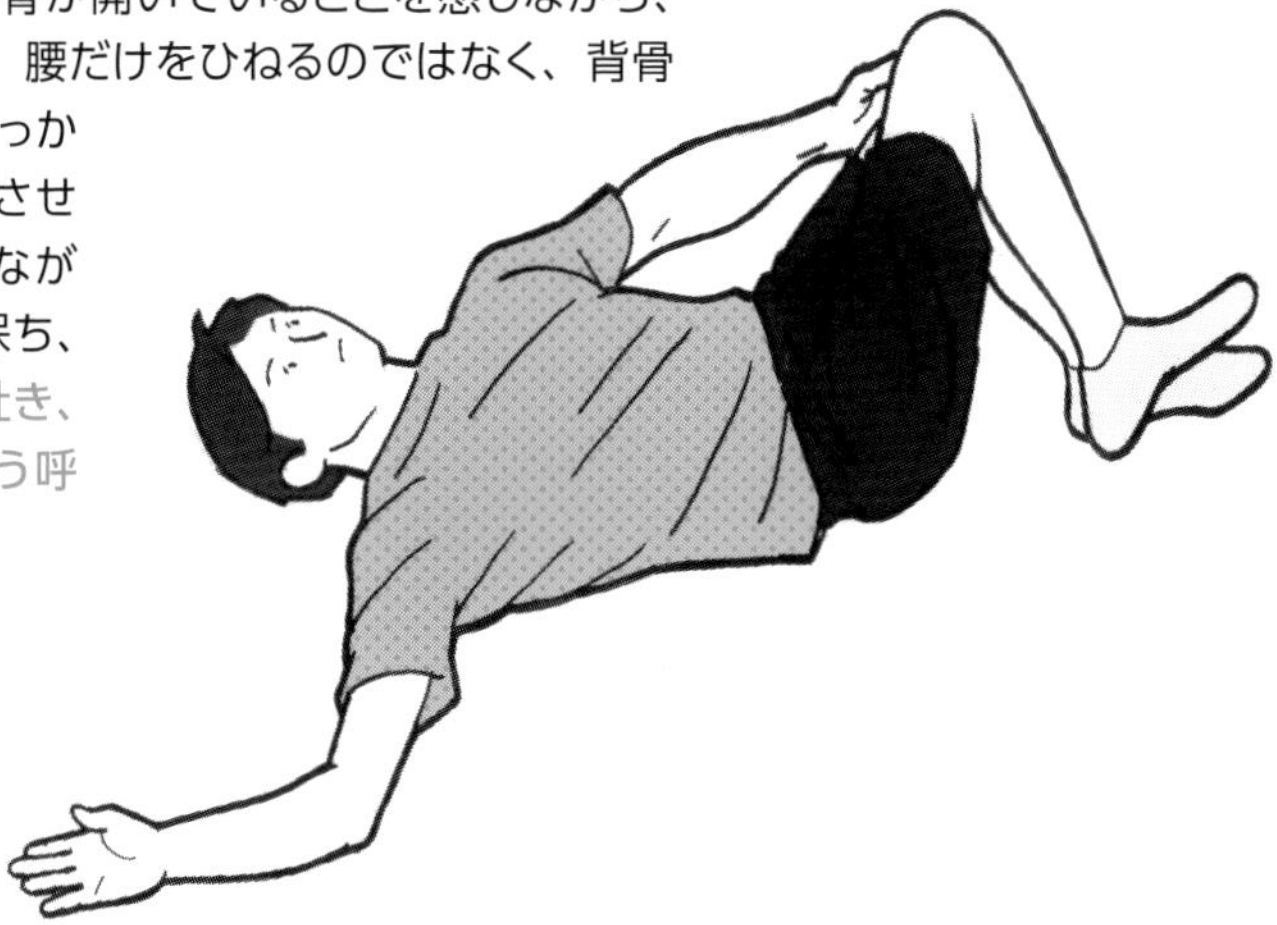

2　両膝を右に倒して３回呼吸

一度仰向けに戻ってから、左手を上げて、両膝を右側に倒す。この姿勢で、「5秒で吸い、5秒で吐き、5秒止める」、という呼吸を3回繰り返す。左右1回ずつ1セットとして、3セット行う。

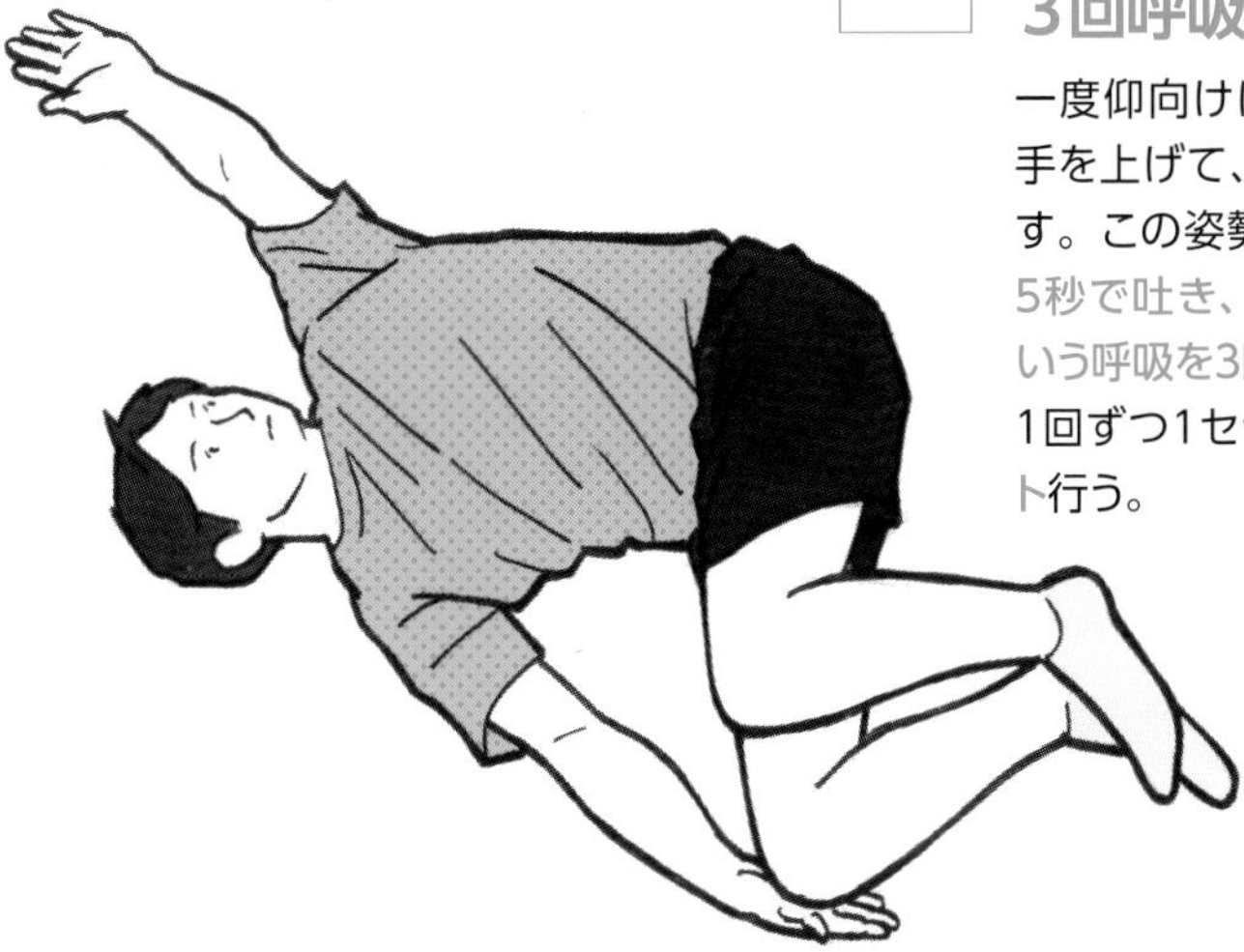

4章

上手に呼吸するために身体構造とバランスを意識しよう

もともと人間の身体は左右非対称です。
心臓は左だけ、肺も大きさが少し違います。
実は横隔膜も左右で働き方が違っているのです。
バランスが崩れやすい構造だからこそ、
それを呼吸を通じて意識して、
最適なバランスを保つことがとても重要なのです。

●人間の身体は左右非対称

『鬼滅の刃』では、炭治郎をはじめとする鬼滅隊の成長、そして勝利には「呼吸」が大きなツールとなっています。

読者の方々も炭治郎や、「柱」たちが鬼との戦闘時に発せられる「水の呼吸壱ノ型　水面斬り！」といったセリフや、美しいグラフィックに心躍らせたのではないでしょうか？

皆さんも彼らに計り知れないパワーを与えた呼吸法を、日常生活にも取り入れてみてください。

さてここでは『鬼滅』ではあまり描かれていなかった人間の構造の話をしていきたいと思います。

人間の身体構造をついて少しでも理解していただけると身体を動かすイメージが変わりますし、「呼吸」についても新しい気づきに出会えるのではないでしょうか？

たとえば、多くの皆さんは「自分の身体はほぼ左右対称だ」と思って生活していると思います。

古代エジプト、ギリシャ、ローマ時代から、シンメトリー（左右対称であること）は非常に完成された造形であるとされ、その規則性、安定性、調和性を持つ建築物こそが「完全な美」、つまり神に近いものと考えられてきました。フランスのヴェルサイユ宮殿、ノートルダム大聖堂、インドのタージマハルなどはその代表格です。もちろん芸術の世界でも、シンメトリーは美の基本概念のひとつです。

左右対称の美への憧れから、私たちは人間の身体や顔についても、「人間の体は左右対称」「左右対称であるべき」と思いたいのかもしれません。

しかし残念ながら、人間は体も顔も左右非対称です。目の大きさや高さ、鼻の穴の大きさ、頬のふくらみ、どれも少しずつ左右で違っています。

身体も、一見すればほぼ左右同じように見えていても、実は大きな違いがあります。特に私はトレーナーとして長い時間ヒトの動作を見る仕事をしてきたので、その違いがとても大きなものとして感じられます。

しかし、一般的な生活をされてきた人は、もしかするとそのような変化や違いを強く意識することはほとんどないと思います。

●「右肺のほうが呼吸に向いている」といわれる理由

人間の身体のアライメント（構造や動作の連携）は、左右同じではありません。まず、人間の身体を内部から見ていきましょう。ご存知の通り身体の内部には多くの内臓器官が存在しています。

「呼吸」がうまくなるためには横隔膜を使いこなせるようになることが大切であるという理解はしていただいたと思いますが、その横隔膜の左側の下には脾臓があり、右側の下には肝臓があります。

大きくて重い肝臓は右側に、心臓はやや左側にありますが、体はこれでバランスがとれているのです。

横隔膜の上に位置する肺も、左右の大きさが異なります。肺の上部は鎖骨のあたりまで、そして下部は肋骨の一番下のところまでありますが、その肺は「葉（よう）」と呼ばれる空気の入る部屋で仕切られており、右肺は3葉、左肺は2葉となっていて非対称、全体の大きさも左肺のほうがやや右肺より小さくなっています。これは胸郭の中心よりもやや左側に心臓があるためで、心臓のスペースを確保するために、左肺が右肺に比べて小さくなっているからです。そのため右肺と左肺で酸素が出入りする量にも違いが出てきます。

実は人間の身体を左右真っ二つにすると、右側のほうが、1〜2キロ重いといわれています（その人の体重によって違います）。

こうしたことを理解したうえで、立っている人間の状態を正面から観察すると、左右非対称性のいくつかの特徴が顕著に目に入ってきます。

体の構造の非対称性により、たとえば右肩は左肩より1センチ程度低いことが多く、左右のわき腹も、右側がやや狭く左側のほうが広がっています。その下の骨盤（ウエスト）も右側が低く、左側が高い傾向を示します。この場合は、左股関節は外旋傾向を示し、左の足先も外を向いていることが多いものです。

●横隔膜の右側は肝臓に押し上げられている

横隔膜の動きも対称ではありません。横隔膜の右下に位置する丸い形の肝臓は、体内でもっとも大きな臓器です。そのため横隔膜は、左側より右側が少し高い位置に押し上げられています。

横隔膜がより高い機能性を保つためには、横隔膜のドーム状の屋根がしっかりと高い位置にあり、リラックスできることが必要だということはここまでも書いてきましたが、そもそも右側の横隔膜は、下にある肝臓に押し上げられ、ドームのような形状を保ちやすくなっています。つまりリラックスした状態を保持しやすいのです。息を吸うときはそのドームの屋根が下に下がってくるのですが、もっとも高い位置と低い位置の距離が長いほど、より多く空気を取り込むことができます。右側の横隔膜は左よりもともと高い位置に保たれているため、左側よりも上下の動きが大きくなり、それによってたくさんの空気を取り込むことができるということになります。そのため、右側の胸郭のほうが左側よりも呼吸に適しているとよくいわれるのです。

一方、左側の横隔膜は上部にある心臓によって、ドームの屋根が押しつぶされ、常に少し低く平らな状態になりがちです。すでに横隔膜が低く下がった状態では、息をする際に横隔膜をさらに下げて肺を広げるということはとても難しくなり、必然的に左肺に取り入れることのできる酸素の量も少なくなります。

息を吐いて横隔膜を押し上げてリラックスをしたくても、右横隔膜ほどうまくリラックスできませんし、左側の肺でたくさん酸素を吸い込んだものの横隔膜の戻りが少ないと、肺の中にある二酸化炭素を完全に排出しようとしてもしっかり息を吐ききることが右側より難しくなります。左側でうまく呼吸ができなくなると、体の左右のバランスをさらに崩す原因となってしまいます。

もともと非対称性な構造の体を左右対称に使えるようにするために、私たちアスレティックトレーナーは、アスリートのトレーニングやセラピーなどを行っています。たとえば傾いた姿勢や歩き方などを正すといったことです。傾きがクセになってどちらかの筋肉が弱っている、逆に緊張しているためにどこかに痛みが出ている場合もあります。

姿勢のアンバランスがはっきりと表れている場合、体内の非対称性も大きくなっている可能性が高く、その場合は呼吸も不安定になるのです。たとえば明らかに右肺にしっかり空気が入っていない場合には、姿勢や筋肉の使い方などをエクササイズによって調整し、左右ともにしっかりと空気を取り込めるように目指していくことになります。

●人間は身体の「右」ばかりを使いがち

世の中には左利きの人もいますが、身体構造の特徴によって、**人間は本来、右側のほうが呼吸しやすく、右側のほうが安定しやすい構造になっているのです。**世界的には9割が右利きです。

陸上競技のトラックは100年以上前から左回りですが、これは実際に左回りのほうが記録がよかったためといわれており、右利きの人が左回りのほうが走りやすいからではないかと考えられています。

また、人間は**一般的に右重心になりやすい**（バランスが右に傾きやすい、右足で身体を支えることが多い）とされますが、これも内臓の非対称性によるものです。最大の原因は心臓の位置です。心臓がない右胸郭上部は構造を維持しにくくなり、さらに左側の心臓の重さとバランスをとろうとするため、右足に重心を置くほうが身体が安定しやすいといわれています。

右足に重心をかけると、結果的に右側の肩が左よりも少し下がります。右肩が下がると、それにともなって左側の肋骨は上に持ち上がり、同時に右の胸郭は狭くなってしまいます。小さな動きがこのように連鎖して、「右肩が下がり右の胸が少しつぶれた状態」が常態になってしまうのです。その結果、呼吸が常に浅くなり、ここまで書いてきたような心身の不調を生み出すのです。

横隔膜の左右差から起こる体の非対称性は、慢性的な腰痛やひざ痛、肩痛などの原因にもなりますから、**もともと非対称な身体構造を、呼吸を通して意識的に整えていくことがとても大切になります。**

●右利きか、左利きかによっても最適なバランスは違う

野球選手の技術についても左右の違いは顕著です。

私は15年以上日米のプロ野球の世界でアスレティックトレーナーとして仕事をしてきましたが、バッティングやピッチングのスキルには右打ち、左打ち、左投げ、右投げそれぞれに特性、違いがあることに気づきました。

たとえばバッティングのとき、右投げ・右打ち（右利き）の選手はピッチャーのボールを引きつけて身体の近くで捉える傾向が強く、右投げ・左打ちの選手も同様でした。右投げ・左打ちの人は基本的に右利きだからです。しかし、左

投げ・左打ち（左利き）の選手は、これとは逆に身体より遠いところでボールを捉えて打つ傾向があります。これはどちらがいい、ということではありません。右利きの人は手・足ともに右側を使いやすいために、ボールを手元に引きつける打法が「打ちやすい」と感じている選手が多く、実際にそうしているわけです。これも構造的に身体が左右非対称であることによって、やりやすい動き（得意な動き）、やりにくい動き（不得意な動き）の傾向に違いが表れた結果といえるでしょう。

しかも非対称といっても、さらに個人差があります。右利きでもさほど左右差がない人もいれば非常に大きい人もいます。「右投げ左打ち」の人は両側を使うのでその差が小さ

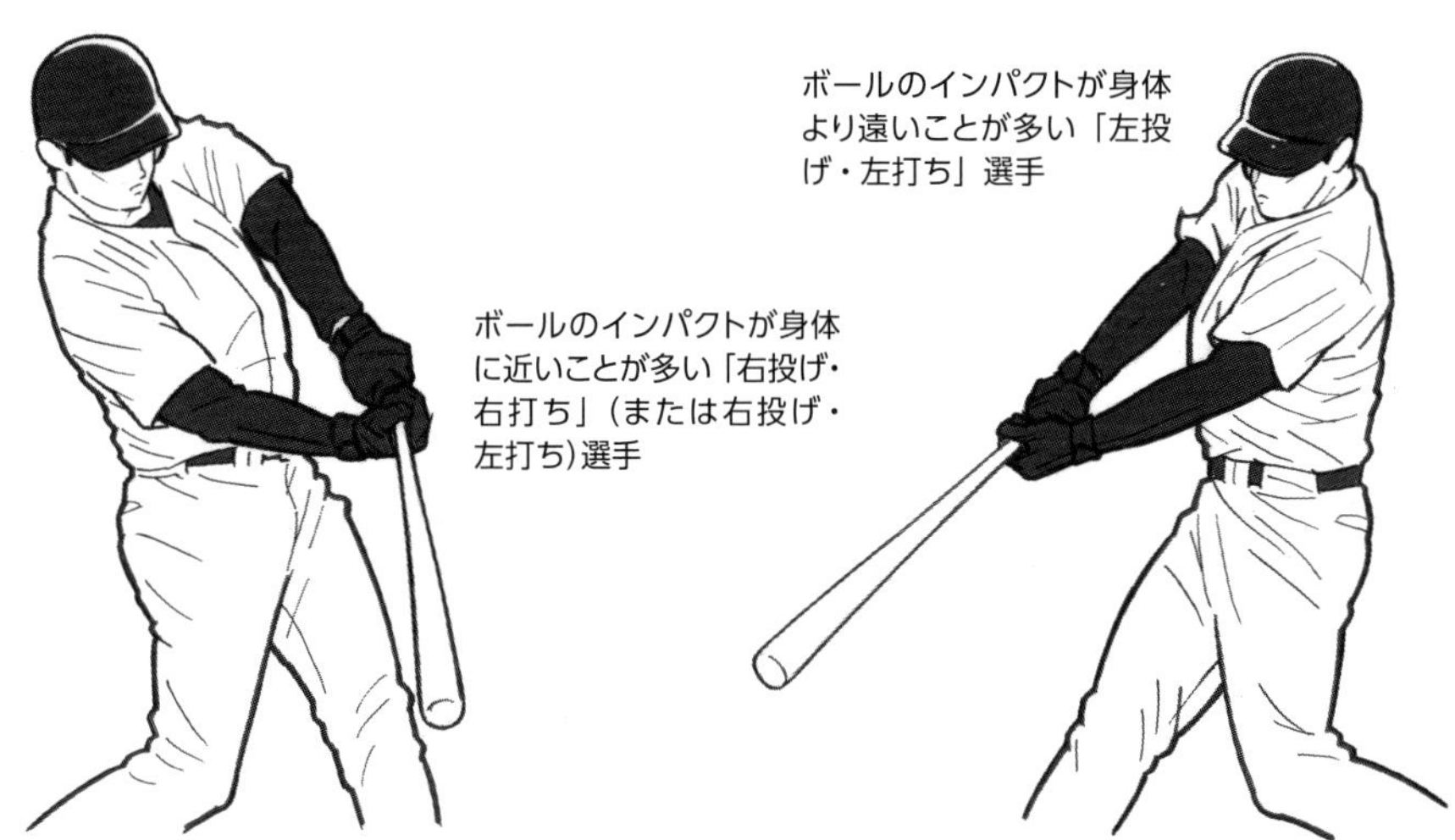

いといえるでしょう。

また同じ右利きでも、利き足、踏み切り足、利き目は一般的な傾向はあるもののそれぞれ違っており、そこに骨格や関節の位置などの違いが加わりますから、重心移動や、重心が変化したときのバランスのとり方などは各々まったく違います。特に利き目が違うとボールの見え方が違ってくるため全身のバランスに大きく影響します。すべての人に共通する「理想のバッティングフォーム」「理想のピッチングフォーム」は、実は存在しないのです。

個人が持つ技術や感覚は、なかなか他者に伝えにくく、教えにくいものですが、それは「技術」が、選手それぞれの身体バランスの微妙な違いのなかで行われていることだからです。それが個人の不均衡なバランスを保ち、それぞれのパフォーマンスにつなげているものだからでしょう。

構造的に歪んだアシンメトリーなバランスのなかで、脳はその人にとって最善のバランスを選択して動作を行っているということです。

●日常生活で「左側」を意識してバランスをとろう

人間の身体が左右非対称であること、また構造上の理由によって右側にバランスが傾きやすいことは、わかっていただけたでしょうか？

そのうえで皆さんにぜひおすすめしたいのは、日常的に**「身体の左側に意識を持つ」ということです。**

人によって得意不得意があるように、身体の使い方には自分なりのバランスが存在します。そのバランス感覚を得るためには、身体の左側を意識して運動を行うことはとても有効です。また、歩行時やジョギング時、階段や坂を上り下りするときなどには、ぜひ足裏全体に重心がかかっているか、左右の足への重心移動はスムーズか、などを意識してみてください。それだけで、新しい運動感覚に出会えることがあります。

その感覚を楽しみながら味わうことができれば、日常的に自分の身体機能動作の向上を実感していくことができるでしょう。

5章

呼吸で「脳力」は最大限にまで高まる

脳は全身に取り込んだ酸素の4分の1を消費します。
つまり呼吸の影響をもっとも強く、早く受ける臓器です。
だからこそ日常の呼吸を改善すれば、脳の機能は高まります。
正しい呼吸があなたの眠っていた潜在能力も
呼び覚ましてくれるはずです。

●正しい呼吸が脳の疲労をリセットしてくれる

この本でお伝えしたいのは「全集中の呼吸」、すなわち「横隔膜をしっかりと動かす呼吸」をベースとした「深く、ゆったりとした呼吸」を身につけることの重要性です。

それによって、心身の緊張が解きほぐされ、呼吸筋は適切に鍛えられます。そして、運動や仕事のパフォーマンスが上がり、疲労しにくくなり、体調そのものも非常によくなっていくのですが、この章では、なぜそうしたことが起こるのか、についてもう少しくわしく説明しておきたいと思います。

そもそも「疲労」とはなんでしょうか？　実は疲労には2種類のものがあります。ひとつが**「末梢性疲労」**、もうひとつが**「脳疲労」**です。末梢性疲労とは運動などで筋肉そのものが傷つくなどして動きにくい、動きが遅くなる、反応が鈍くなるというものですが、一方の脳疲労は、筋肉は傷ついていなくても脳の自律神経を司る中枢が肉体的、精神的な負荷によってキャパオーバーとなりじゅうぶんに機能しなくなる状態のことを言います。

これは運動後にも起こります。長い距離を走ったばかりの人の脳や筋肉を調べてみると、くたくたに疲れきった状態でも筋肉はほとんど損傷が見られず、疲労しているのは脳のほうであるという研究結果も報告されています。

つまり脳が疲れるのは「頭を使ったときだけ」ではないのです。

なぜ自律神経の中枢が疲れるのかというと、これは脳の細胞が活性酸素によって酸化し機能が低下することが主原因のひとつと考えられています。自律神経の中枢が疲労すれば、毛細血管から細胞に取り込めるはずの酸素も栄養素も不足するうえ、毛細血管とリンパ管によって排出されるべき老廃物も細胞内に停滞してしまうことになります。それが「疲労」の正体です。この疲労を早めに解消できなければ、人体にさらなるダメージを引き起こす疾病の原因となることは明らかです。

それをリセットするためには、老廃物をいち早く排出することが大切です。そのときに大きな役割を担うのが「呼吸」なのです。細胞への酸素供給、老廃物の排出は全身に張り巡らされた無数の毛細血管とリンパ系によりますが、老廃物回収の主役は毛細血管。ほぼ8~9割はここで回収されます(脳に関してはグリア細胞が睡眠中に縮んで隙間を作ることによって老廃物を排出する「グリンパティックシステム」と呼ばれる特殊なシステムで老廃物を排出することも知られています)。

●正しい呼吸は免疫力も高めてくれる

疲労からいち早く回復するためには、全身に総延長10万キロにおよぶ毛細血管が健康な状態で、適切に機能していることが何よりも大事です。10万キロは全血管の長さの95%、血管のほとんどは毛細血管ということになります。まさに健康の要といってもいいでしょう。老廃物の回収、排出はもちろん、細胞への酸素、栄養素の供給も毛細血管が担います。肺での酸素・二酸化炭素のガス交換を肺呼吸(または外呼吸)といい、細胞でのガス交換は細胞呼吸(または内呼吸)といいますが、毛細血管はこの細胞呼吸の担い手です。いくら血管内に酸素があふれていようとも、毛細血管がきちんと機能しなくては細胞に酸素は届きません。使われなかった酸素はそのまま吐く息から排出されてしまうのです。

この毛細血管の働きは自律神経と密接にかかわっています。交感神経は「アクセルの神経」と呼ばれ、心拍数・血圧を上げ、呼吸は速くなり血糖値も上昇、興奮状態を生み、活発に活動するためのエネルギーを作り出しやすくしてくれるものです。同時に血管は収縮して胃腸などへの血流は減ります。一方の副交感神経は「ブレーキの神経」です。心拍数・血圧は低下、呼吸は遅くなって臓器は休息・再生モードに入り、心身はリラックス状態になります。血管は拡張して血流がよくなり、手足の末端の毛細血管まで血液がめぐるようになるのです。

また、交感神経が優位になっているときには血中に顆粒球と呼ばれる細胞を貪食（どんしょく）する物質が増えますが、副交感神経が優位になるとウイルスや細菌などに対抗するリンパ球が増えます。つまり**副交感神経のパワーを上げると、免疫力も高くなり、コロナウイルスの感染防御、重症化予防にもつながります。**

●呼吸は意識的に自律神経を整えるための唯一の手段

自律神経のバランスは、基本的には時計遺伝子の指令によって、さまざまなホルモン分泌をともないながら「朝から昼間にかけては交感神経優位」「夕方から夜は副交感神経優位」に働くようにプログラムされています。だからこそ、人間は「夜は睡眠をとってダメージを回復し、昼間は元気に活動できる」ようになっているのです。昼夜逆転の生活や、夜ふかし朝寝坊でだんだん体調が悪くなるのは当然と言えます。

とはいえ、現代人は活性酸素が発生しやすい環境で生きていかざるを得ず、仕事などに追われるなかで常に「早寝早起き」を続けるのはたやすいことではありません。

太古の人間のように太陽が出たら起きる、昼間は山野を駆け回り狩りをする、食べる、暗くなったら寝る、というシンプルな生活はもはや取り戻すことができません。

人間はわずか数百年で、その生活パターンを実に複雑かつ本来のシステムにとって不自然なものに変えてしまったのです。

こうした時代だからこそ「呼吸法」の出番なのです。

自律神経は心拍数、血圧、血流、毛細血管の開閉、ホルモン分泌など人体の活動に必要なさまざまな機能をコントロールしています。ほとんどの時間は呼吸も自律神経がコントロールしているのです。眠っている間、私たちが無意識にでも呼吸を続けていられるのは自律神経が休むことなく「息を吸え」「息を吐け」と指令を出し続けているからです。

ただ、呼吸には大きな特徴があります。すでにおわかりの通り、**呼吸だけは「意識的にコントロールできる」ということです。**無意識下では自律神経に支配されている呼吸ですが、意識的な呼吸法を行うことによって、無意識下とは逆に自律神経を支配することが可能なのです。

●静かで深い呼吸で脳の疲労を取り除く

交感神経が優位な緊張状態にあるときでも、意識的に深く、ゆったりとした横隔膜を使った呼吸法を続けることによって、副交感神経が優位に働き、リラックスした状態を作り出すことができます。それと同時に、全身の毛細血管を緩め、毛細血管の血流を改善することができるのです。

自律神経の中枢が機能不全に陥り、疲労がたまっているときでも、深い呼吸をゆっくり続けていけば、毛細血管は老廃物を回収し、同時に多くの酸素を細胞に届けてくれます。

交感神経と副交感神経は同時に機能しており、いきなりどちらかがゼロになるということはなく、それぞれが上下し、どちらかが優位になる状態を繰り返します。理想的なのはどちらもしっかりと機能し、総合的なパワーが強いことですが、一般的に現代人のほとんどは、交感神経のみが非常に優位な状態に傾いているといっていいでしょう。だからこそ、**数分でも数十秒でも意識的に休**

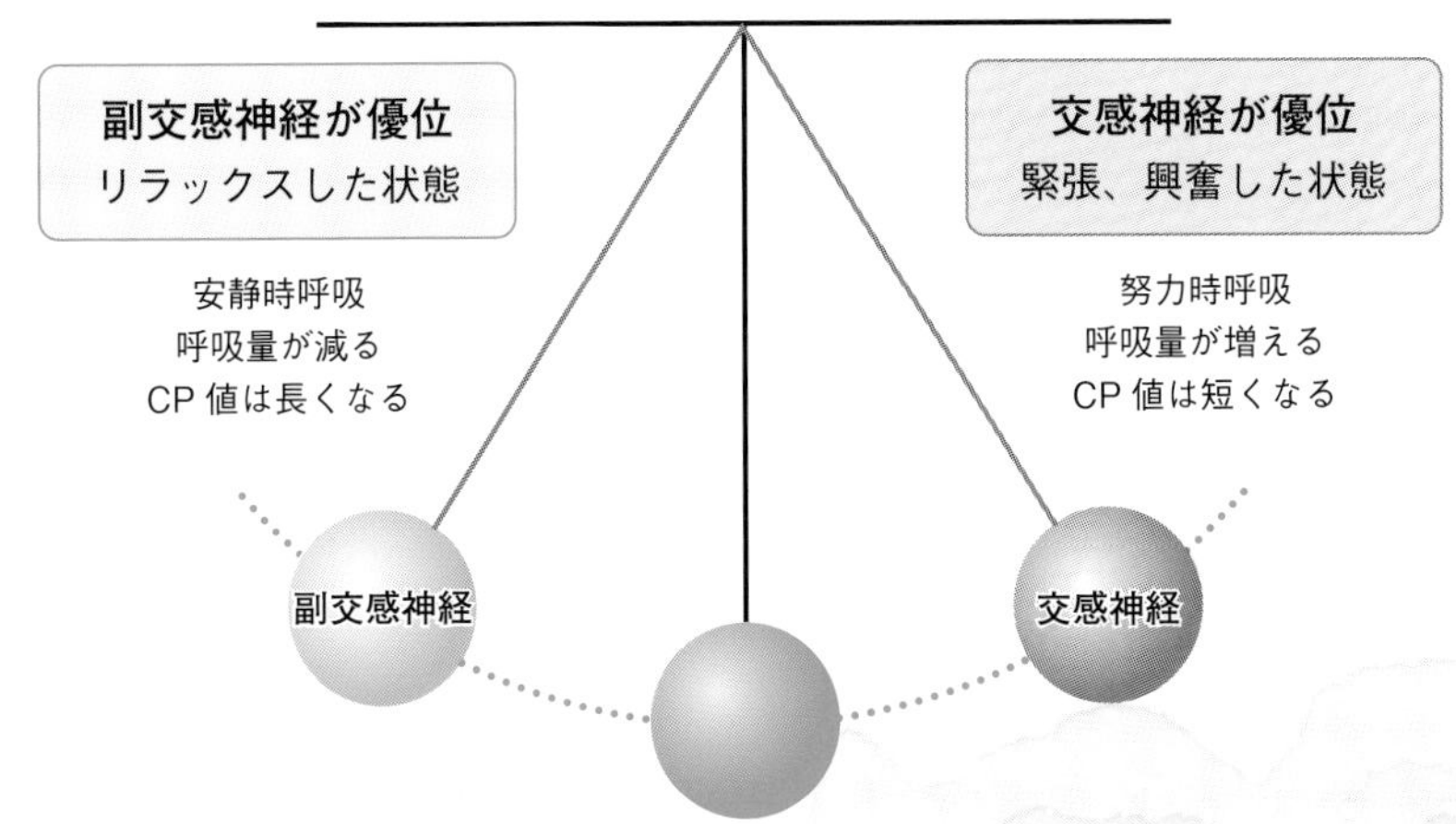

憩を入れて、「横隔膜をしっかりと上下させ、肋骨を開閉させるゆったりとした呼吸」を心がけ、副交感神経のパワーを上げることで、体や脳に蓄積された疲労は回復していきます。

横隔膜の周囲には自律神経が多く集まっており、横隔膜を動かすことが副交感神経を刺激し活性化につながることもわかっています。

無意識化での呼吸は脳の呼吸中枢が司り、意識的な呼吸は同じ脳でも大脳新皮質がコントロールするのですが、意識的なコントロールが習慣になると、無意識の呼吸もある程度コントロールすることが可能です。正しい姿勢が身につき、横隔膜ほかの呼吸筋が正しく機能するようになれば、無意識下の呼吸もじゅうぶん改善されるというわけです。

脳疲労が回復すれば当然、集中力、判断力、瞬発力、思考力は最大限の出力が出せるようになります。

●副交感神経のパワーを意識的に上げれば自律神経のバランスがとれる

ただ、いくら副交感神経を優位にする呼吸法がいい、とはいっても自律神経で**一番大事なのは、交感神経と副交感神経の「バランス」です。**活動的であるべき日中も、常にリラックスモードで、自律神経の「グラフ」がずっと副交感神経優位のままでは、仕事も運動もできません。重要なのは、交感神経、副交感神経がスムーズに切り替えられて、しかもどちらもそのパワーが大きく、バランスがとれていることです。

自律神経はストレスや加齢によっても弱まります。その場合、弱まりやすいのは副交感神経のほうで、交感神経はあるていどパワーが維持されやすいといえます。

だからこそ、少しの時間を見つけて「ゆっくり深い呼吸」で副交感神経のパワーを上げる習慣を持つことが、自律神経のバランスをとるために有効ということになります。

つまり**横隔膜を動かす呼吸は、副交感神経の働きを強化するだけではなく、交感神経のパワーを上げることにもつながり、自律神経の総合的なパワー、つまり交感神経も副交感神経もバランスよく、どちらも必要に応じてパワフルに力を発揮することにつながります。**

6章

呼吸法を使い分けて人生を快適コントロール！

ここで紹介するのは、「いざというとき」「ピンチのとき」に即効性のあるとっておきの呼吸法です。短時間で自律神経の乱れを整える強い効果がありますので、ぜひ試してみてください。

●横隔膜呼吸で自律神経のバランスは整う

3章では「横隔膜を使った呼吸」を身につけるためのさまざまなトレーニングを紹介してきました。

この呼吸を意識的に続けていけば、横隔膜、肋間筋などの呼吸筋群もしっかりとストレッチされ、じゅうぶんに動くようになってくるはずです。

しかし呼吸はここまでも書いてきた通り、常に同じものではありません。状況に応じ、自律神経やホルモンの分泌と連携して、時には浅く、素速い呼吸になることもあり、それが正常です。

問題は交感神経優位の緊張呼吸がいつまでもリセットできず、そのまま続いてしまうことです。あるいは朝起きて活動をし始めても交感神経のスイッチが入らず、入ってもパワーが不足したままになることです。

●状況によって変化する自律神経は、呼吸でコントロールできる

しかし、横隔膜を使ったベースの呼吸が習慣づけられると、こうした問題は

解決に向かいます。シチュエーションに応じてほとんど無意識でも呼吸のスピードや深さが変化し、状況がまた変われば元に戻ります。**横隔膜を使った呼吸は「呼吸のリセット」「自律神経の切り替え」のスイッチになるのです。**

それでも、日常的な呼吸では間に合わない、リセットできない、というときもあるでしょう。ビジネスパーソンなら大きな仕事の前、アスリートなら大切な試合のとき、さらにもっと身近なところでは「どうも眠れない」「家庭や仕事などの悩み事があって不安感やイライラがおさまらない」ということもあります。

そうしたときに、**特効薬のように働く呼吸法**をいくつか紹介したいと思います。

大事な仕事や試合を前にして
プレッシャーに負けそうなときに効く呼吸

交感神経を優位に導きつつ、
冷静さや集中力を保つための呼吸法です

1. まず体全体で大きく、ゆっくりと深呼吸を3回行いましょう。
2. 3回目の呼吸の際は、全身を使うイメージで息を吐ききりましょう。
3. 目を閉じて、この大仕事が成功しているイメージを頭の中で描きます。「私はこの大仕事を成功させることができる!」という言葉を思い描いてもいいです。
4. つぎに**「鼻で3秒吸い、鼻で3秒吐き、3秒止める」を4回**行ってからゆっくり目を開けます。

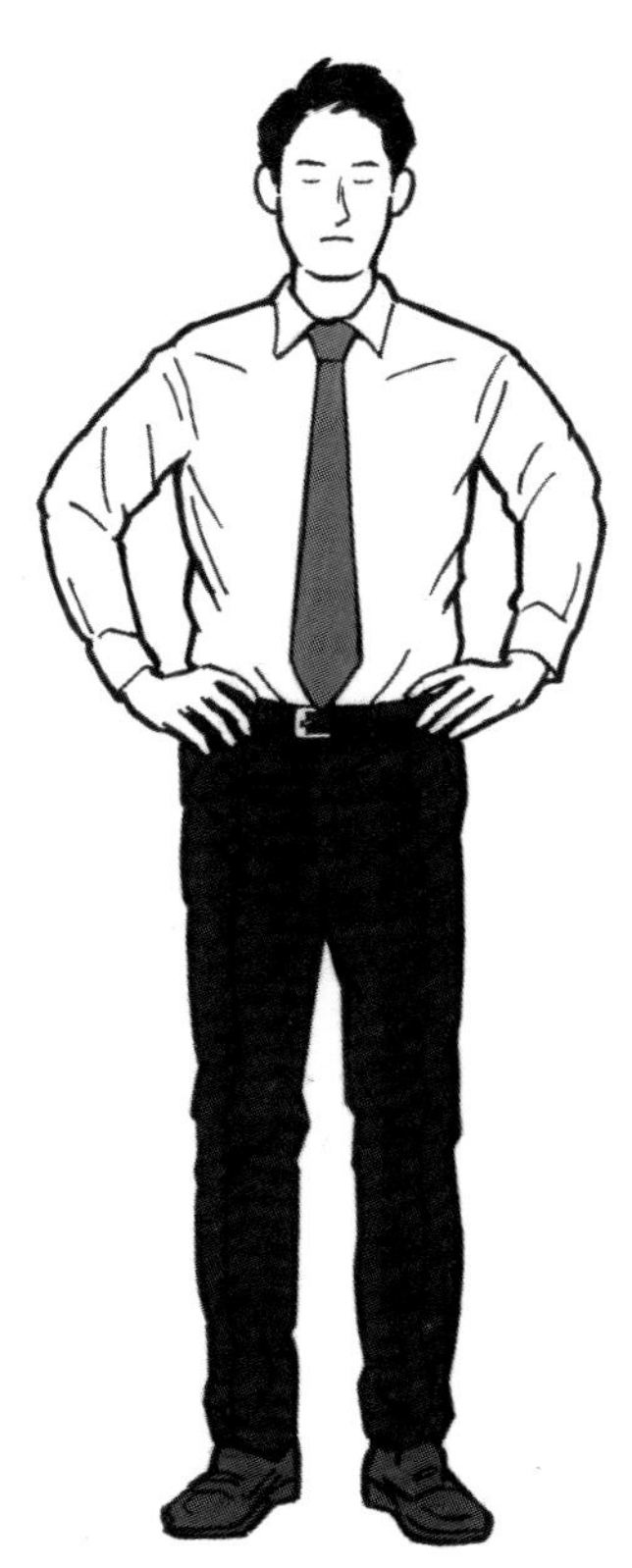

不安、悩みで気分が落ち込み、元気が出ないときに効く呼吸

活動が弱まっている交感神経をほどよく刺激して元気になる呼吸法です

1. お腹周り全体に呼吸が入るように「鼻で3秒吸い、口で3秒吐く」を5回行います。
2. **「鼻で2秒吸って、口で2秒吐く」を5回**行います。
3. **「鼻で1秒吸って口で1秒吐く」を10回**行います。

※ 鎖骨のあたりだけの呼吸にならないように注意!
※ 人によっては過呼吸ぎみになる場合もあるので、自分の呼吸レベル、体力レベルに合わせて行いましょう。

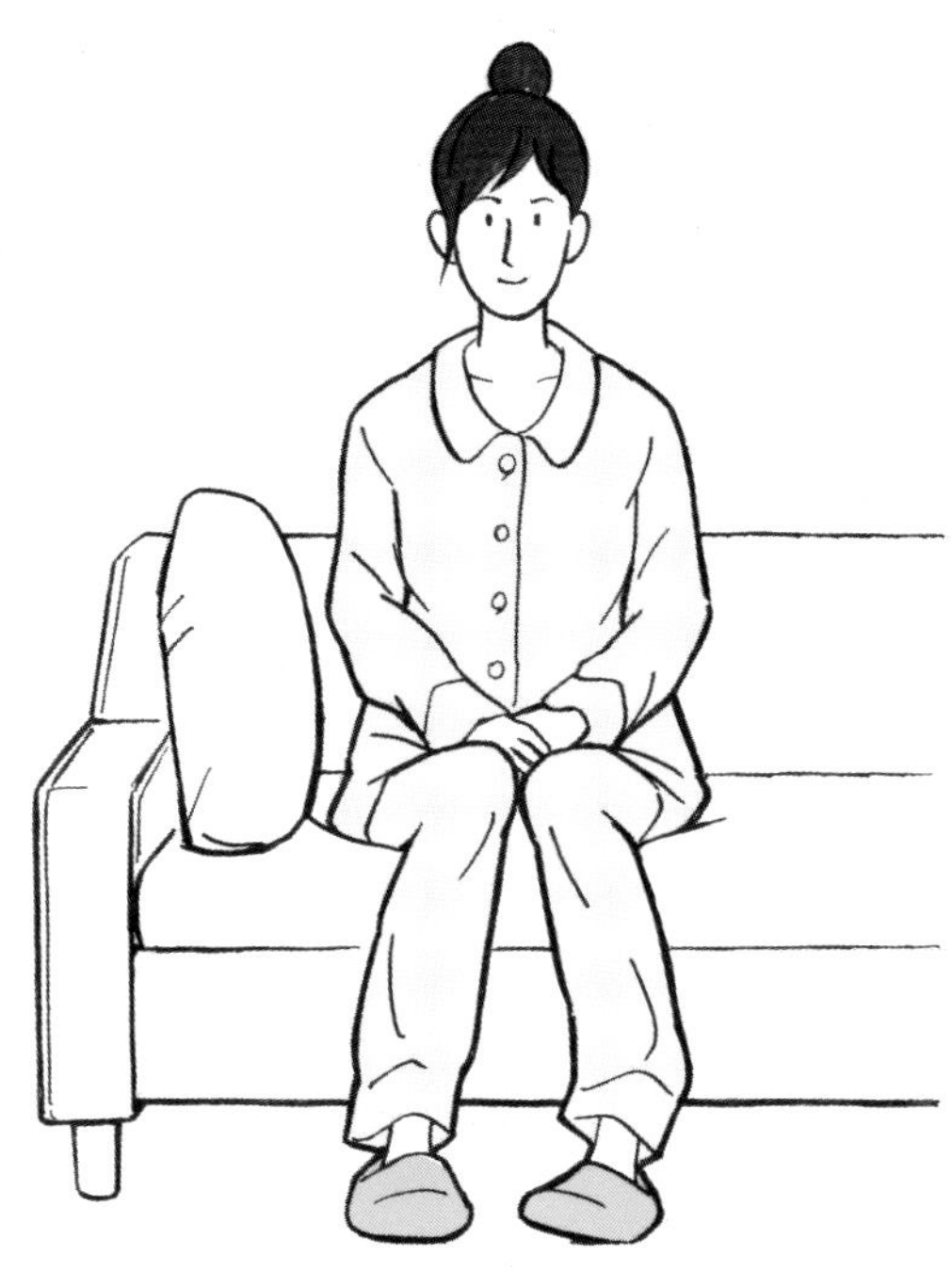

どうしても眠れないときに効く呼吸

交感神経の興奮を鎮め
リラックスした状態に導いてくれる呼吸です

1 リラックスできる状態を整える

2 可能なら床やベッドに大の字の仰向けになる

3 身体全体を使うイメージで、**「鼻で3秒吸い、口で9秒吐き、3秒止める」を10回**行う。吐くときは身体が沈み込んでいくイメージで!

※ゆったりした服装、暗めの照明、心地よい室温、リラックスできる音楽など、自分がもっともくつろげる状態で行ってください。音楽はなんでもかまいませんが、ソルフェジオ周波数と呼ばれる528Hzの音がおすすめ(エンヤの楽曲などに多く使われており、この周波数が多く使われたCD、YouTubeなどもあります)。

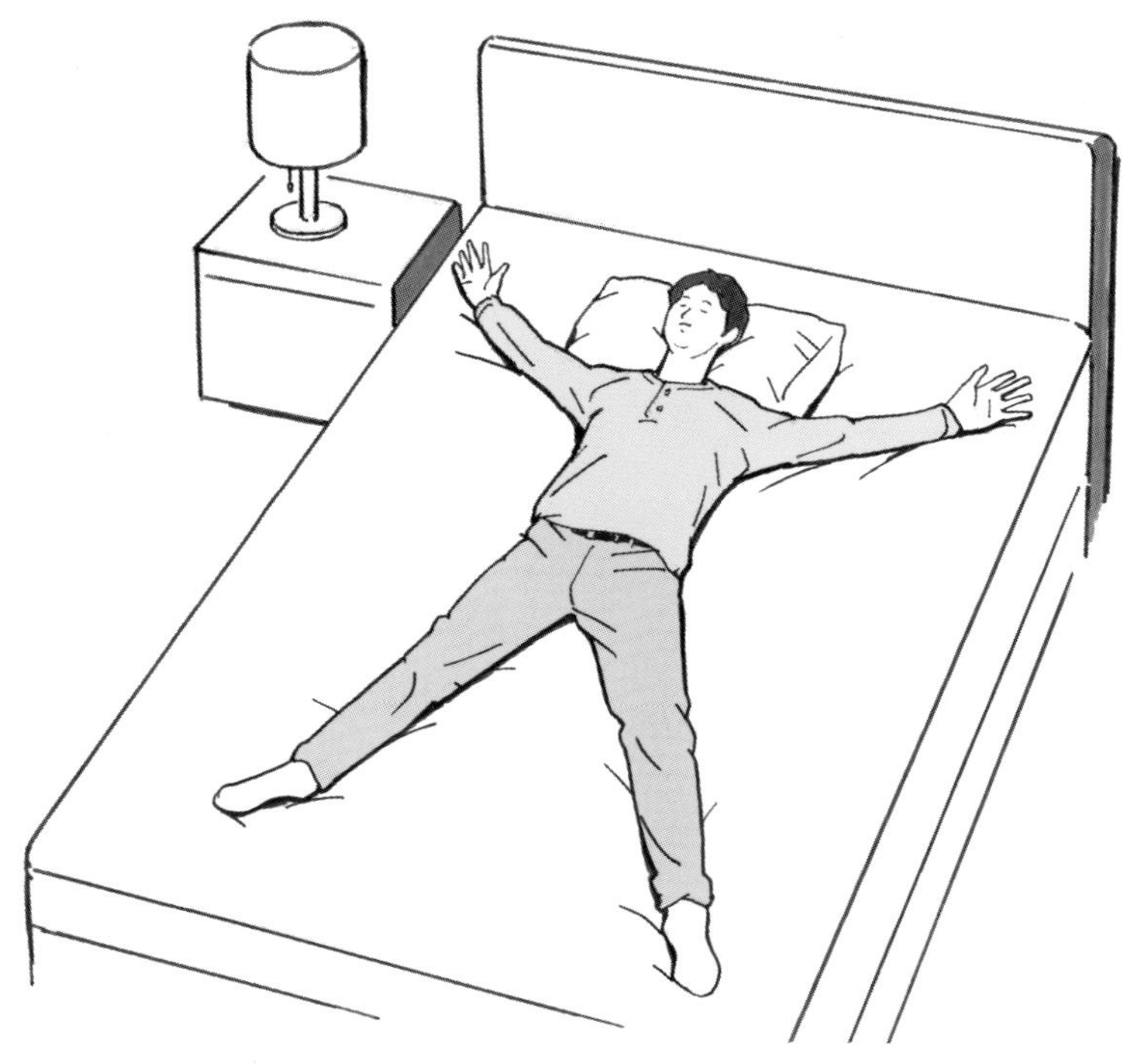

ぜんぜんやる気が出ないときに効く呼吸

強い呼吸で頭をすっきりさせ、体温も上げて元気が出てくる呼吸です

1 **「鼻で大きく吸って、鼻で大きく吐く」を3回**行い、3回目は全身を使ってしっかり吐ききる。

2 右の鼻をふさぎ**「左鼻で強く4秒吸って、左鼻で強く4秒吐く」を2回**行う。

3 左の鼻をふさぎ**「右鼻で強く4秒吸って、右鼻で強く4秒吐く」を2回**行う。

※ 片側鼻呼吸をするときは、おでこに意識を集中しましょう。
※ 頭がすっきりした感覚、体が熱くなってくる感覚を意識しましょう。

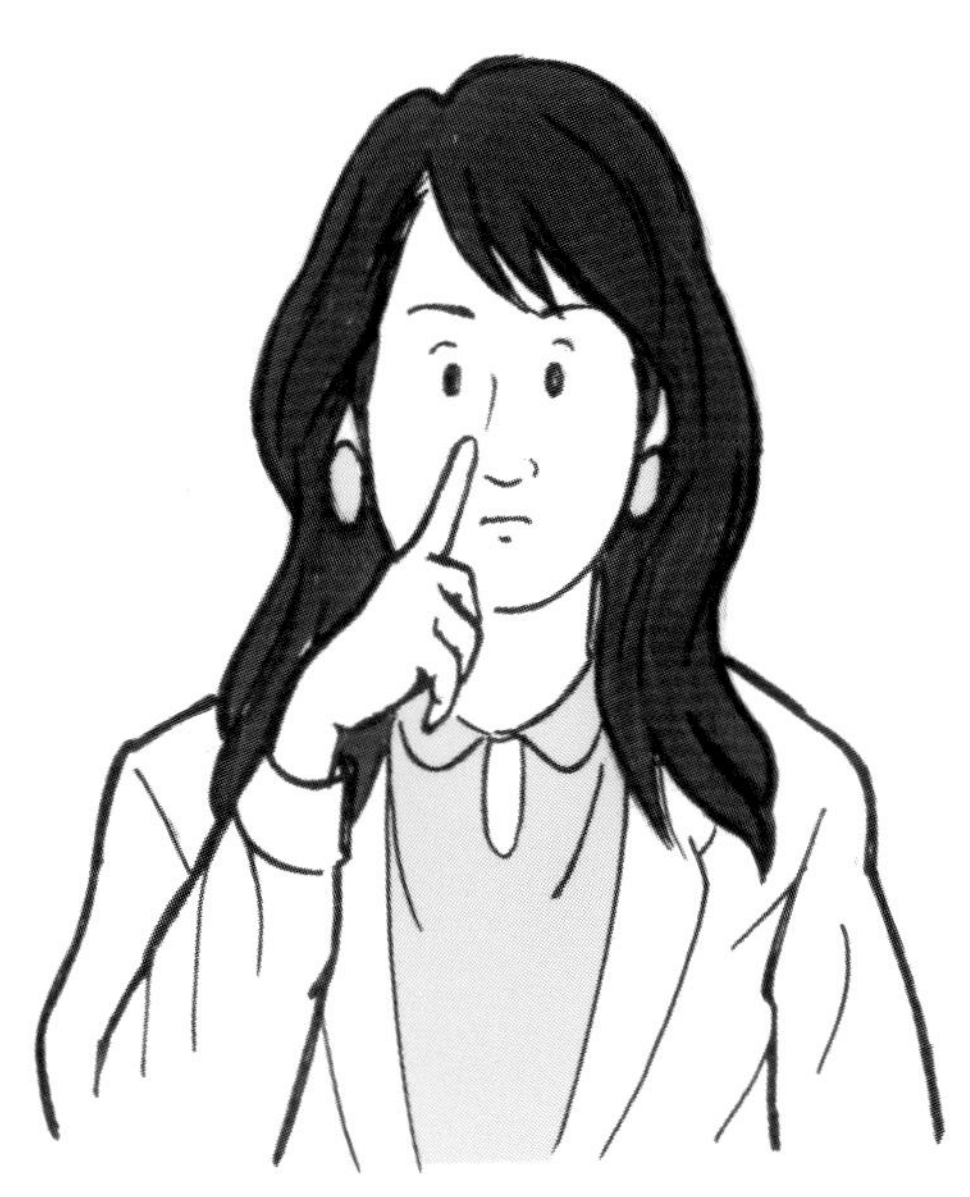

森本貴義（もりもと たかよし）

1973年京都府生まれ。株式会社リーチ（www.reach4d.jp）専務取締役、ACE TREATMENT LABORATORY 代表、関西医療大学客員教授。オリックス・ブルーウェーブ、シアトル・マリナーズ、WBC日本代表のトレーナー（2005年、2009年）などを経て、現在はプロゴルファーの宮里優作選手やシアトル・マリナーズのフェリックス・ヘルナンデス投手のパーソナルトレーナーも務めている。著書に『一流の思考法』『プロフェッショナルの習慣力』（ともにソフトバンク新書）、『勝者の呼吸法』（大貫崇と共著）『間違いだらけ! 日本人のストレッチ』（ともにワニブックス［PLUS］新書）『新しい呼吸の教科書』（近藤拓人と共著、ワニ・プラス）『勝者の〝ニュートラル〟思考法』（扶桑社）など。

●YouTube「森本貴義チャンネル」
https://www.youtube.com/channel/UCypucBlZDrS_Jv-mzbAjoJA

自宅ですぐ始められる最強エクササイズ
入門！「全集中」の呼吸法

2021年5月5日　初版発行

著　者	森本貴義
発行者	佐藤俊彦
発行所	株式会社ワニ・プラス 〒150-8482　東京都渋谷区恵比寿4-4-9 えびす大黒ビル7F 電話　03-5449-2171（直通）
発売元	株式会社ワニブックス 〒150-8482　東京都渋谷区恵比寿4-4-9 えびす大黒ビル 電話　03-5449-2711
ブックデザイン／DTP	喜安理絵
イラスト	横山英史
印刷・製本所	中央精版印刷株式会社

ISBN 978-4-8470-7042-6